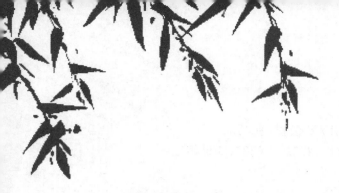

艾灸：

癌症患者新生命周期守护者

黄金昶　张巧丽　主编

U0335007

全国百佳图书出版单位

中国中医药出版社

·北　京·

图书在版编目（CIP）数据

艾灸：癌症患者新生命周期守护者 / 黄金昶，张巧丽

主编 . — 北京：中国中医药出版社，2022.12（2023.5 重印）

ISBN 978-7-5132-7865-2

Ⅰ . ①艾⋯　Ⅱ . ①黄⋯　②张⋯　Ⅲ . ①癌—中医治疗
法　②艾灸—基本知识　Ⅳ . ① R273　② R245.81

中国版本图书馆 CIP 数据核字（2022）第 200805 号

中国中医药出版社出版

北京经济技术开发区科创十三街 31 号院二区 8 号楼

邮政编码　100176

传真　010-64405721

河北省武强县画业有限责任公司印刷

各地新华书店经销

开本 710×1000　1/16　印张 14.25　彩插 0.25　字数 224 千字

2022 年 12 月第 1 版　2023 年 5 月第 2 次印刷

书号　ISBN 978-7-5132-7865-2

定价　58.00 元

网址　www.cptcm.com

服 务 热 线　010-64405510

购 书 热 线　010-89535836

维 权 打 假　010-64405753

微信服务号　zgzyycbs

微商城网址　https://kdt.im/LIdUGr

官 方 微 博　http://e.weibo.com/cptcm

天猫旗舰店网址　https://zgzyycbs.tmall.com

如有印装质量问题请与本社出版部联系（010-64405510）

《艾灸：癌症患者新生命周期守护者》编委会

主　编　黄金昶　张巧丽
编　委　齐雪维　徐竞男　田叶红
　　　　连岩岩　万宇翔

主编简介

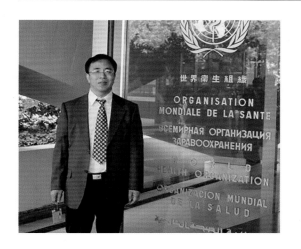

　　黄金昶，男，北京中医药大学学术委员会委员、针灸肿瘤研究所所长；主任医师、教授、博士研究生导师、博士后合作导师；第三临床医学院针灸微创肿瘤科主任。首都中青年名中医、首都中医榜样人物。兼任中华中医药学会肿瘤创新共同体主席、世界中医药学会联合会肿瘤外治法专业委员会与经皮给药专业委员会副会长、《中国针灸》《中国临床医生》杂志编委等职。

　　国内外针灸治疗肿瘤研究的先行者，在针灸治疗肿瘤及其并发症领域有许多原创性工作。提出"病灶靶向性治疗癌旁围刺干预肿瘤微环境抑瘤""艾灸干预骨髓免疫微环境抑瘤"理念，首先用药代动力学证实针刺增加肿瘤局部药物浓度提高化疗疗效、用光声成像术证实针刺促血管正常化、用单细胞测序明确艾灸防护化疗骨髓抑制机制等。重点研究针刺配合新辅助化疗解决低位直肠癌保肛控便、艾灸改善肿瘤患者基础免疫等国际难题，已取得阶段性成果。

其艾灸升白、药灸神阙治疗腹水、脐贴治疗化疗恶心呕吐等技术被肿瘤界同仁广泛认同，并被肿瘤患者普遍应用。

代表著作:《黄金昶中医肿瘤辨治十讲》《黄金昶肿瘤专科二十年心得》《黄金昶中医肿瘤外治心悟》《黄金昶中西医结合肿瘤思辨实录》《黄金昶肿瘤并发症诊治发微》《黄金昶肿瘤针灸诊疗指南》。

内容提要

　　本书分为"总论""艾灸：守护癌症患者新生命周期""常见艾灸问题答疑"和"常用艾灸穴位简介"四部分，为系统介绍艾灸治疗肿瘤及其并发症的著作，也是作者20余年肿瘤艾灸临床经验系统总结。创新与实用是本书鲜明特点，创新体现在艾灸在肿瘤及其并发症的拓展应用，实用体现在临证治验之高效、速效，以及常见艾灸问题答疑。

　　本书可供肿瘤界同仁、中医药院校与西医院校师生、艾灸从业者及爱好者、肿瘤患者及家属阅读使用。

前　言

　　据世界针灸学会联合会 2015 年统计，针灸在 183 个国家和地区得到应用，准确地说是"针刺"这张中国文化走向世界的"新名片"在造福世界人民，而作为针刺的孪生兄弟，"艾灸"尚未引起国际学术界关注，即使在国内，也尚未被广泛认同与普及。艾灸这种尴尬局面更多是源于学术界"重针轻灸"的氛围。相反在市场，艾草已成为中药材产业链"第一股"！艾草产业已成为我国中医药康养产品开发的典范。在国内，艾灸馆、养生馆甚至家庭自用市场的需求也已显现出来。艾灸相对火爆的市场源自人们对养生保健的强烈诉求。仔细分析市场数据不难发现，艾叶产业经过近 10 年高速发展后，即将进入瓶颈期，真正迅速发展的是灸疗衍生品。究其原因，是目前艾灸主要应用于养生保健，其治疗疑难重症的价值未被发现、推广与应用。只有疑难重症患者对于艾绒的使用是持久的、稳定的，如能开发出治疗疑难重症的"药艾条"、探索出治疗疑难杂症的"主穴与配穴"，定将推动艾灸持续发展，更能减少患者经济负担，延长人类全生命健康周期。

　　开发艾灸治疗疑难病市场需要提高从业者的认知，目前艾灸从业者多为艾灸馆、养生馆内部的"灸师"，这些"灸师"也多非中医院校毕业生，即便是针灸专业毕业生，也多是循规蹈矩，缺乏拓展艾灸新病种的实力。灸师的优势在于艾灸操作技巧。历史上真正认识到艾灸神奇作用多为医学大家，如汉代张机、华佗，晋代陈延之、葛洪、皇甫谧，隋唐孙思邈、王焘，宋代窦材、林亿、王怀隐、王执中，金元时期刘完素、李东垣、罗天益，明代汪机、张景岳、龚居中、徐春甫、李时珍、高武、杨继洲，清代叶天士、薛立斋、陈修园、吴谦、魏之琇、李学川、廖润鸿，近现代承淡安等。这些医家的成名多是以方药著称，在经历药、针、灸后才发现艾灸的重要价值，发出"至于火艾，特有奇能，虽曰针汤散皆所不及，灸为其最要"（王焘）、"保命之法，灼艾第一，丹药第二，附子第三""医之治病用灸，如做饭需薪"（窦材）、"火有拔山之力""若病欲除其根，则一灸胜于药力多矣""灸法去病之功难以枚举。若年深痼疾，非药力所能除，必借火力以攻拔之"（龚居中）、"伟哉！艾灸之力，诚非其他药石所能及"（承淡安）等感叹，也正是在治疗疑难杂症中发现艾灸独特、神奇的魅力。

艾灸有灸刺通经活络之用，有艾火壮阳拔山之功，更有艾药非凡之效。艾药之效非唯"艾有参之功"，更能统领药石破坚消积（药艾条、隔药灸）。此乃王焘只言灸不讲针、窦材力主艾灸之故。

癌症及其并发症皆是医学界最为棘手的疑难疾患，若不借力艾灸殊为可惜。我们团队应用艾灸治疗胸腹水与癌痛，促进骨髓造血功能、改善休克与基础免疫、治疗重症肺炎与癌性发热、抑瘤等，解决了肿瘤界一个又一个难题，其起效之快、可重复性之高令人无比欣喜。

龚居中云："病之沉痼者，非针灸不解，以其针有劫夺之功。第今之针法，得妙者稀，且见效少，若虚怯之体，倏致夭绝者有之。若灸法去病之功，难以枚举。"针灸皆可治疗顽固性疾病，但艾灸尤善补虚，屡起沉疴。艾灸壮阳补虚当无出其右者。

肿瘤患者本虚，手术、放化疗以及一些靶向治疗使患者更虚，吃营养品补虚远不如艾灸迅捷，且艾灸无补养之品造成肠胃积滞变生新症之虞。

艾灸的另一优势是患者可将艾灸作为自我调养手段，诚如陈延之所言："夫针须师乃行，其灸则凡人便施。为师解经者，针灸随手而行；非师所解文者，但依图详文则可灸；野间无图不解文者，但逐病所在便灸之，皆良法。"灸法简便有效，非医者也可依穴而灸，也可病处艾灸，易于推广。

艾灸的迅速培元补虚优势恰恰可以解决肿瘤患者基础免疫功能低下的困境。与肿瘤免疫微环境最密切的莫过于骨髓免疫微环境，肿瘤免疫微环境中诸多免疫细胞来自骨髓，肿瘤细胞也会刺激骨髓髓样免疫抑制细胞产生、迁移、汇集到肿瘤组织，协助肿瘤生长转移，如何改善肿瘤患者基础免疫功能、促进髓样免疫细胞成熟是肿瘤免疫研究的热点与难点，艾灸恰恰在改善骨髓免疫微环境有明显的优势，不仅可以迅速提升淋巴细胞与粒细胞数目，还可以促进粒细胞成熟释放。艾灸还可影响 TAMs（肿瘤相关巨噬细胞）由 M2 型向 M1 型极化、调节 Treg 细胞的免疫抑制作用等。

骨髓免疫微环境可能是根治肿瘤一个关键切口，艾灸改善肿瘤患者骨髓免疫微环境是否能像"针刺麻醉"一样引起医学界高度关注，非常值得期待！

我非针灸专业，而是先宗《伤寒杂病论》方药，后循《灵枢》《甲乙经》(《针灸甲乙经》，下同) 之针灸，三十余年求索，略识针灸、方药之异同，笃信"灸之所为，远胜针药"。我认为艾灸有以下几大优势。

一、力大效宏，起效迅捷

艾灸不仅功在补虚培元，而且在解决许多疑难并发症、抑瘤方面，绝非针刺、药石能比。

艾灸在升白细胞、升血小板、抑瘤以及治疗恶性积液等方面起效速度，绝不逊于西医学手术之外治疗手段，且没有西医学治疗方法的诸多弊端。

二、效用独特，功效全面

如艾灸虚里治疗心包积液、艾灸治疗腹膜后淋巴结转移灶与休克昏迷、艾灸降低 CA19-9 与 CA125、灸至阴治难产等这些绝非针刺与中药所能解决。

艾灸熔灸刺、艾火、药物于一炉，弥补针刺、中药治疗不足，功效全面。正如《医学入门》所云："药之不及，针之不到，必须灸之。"

三、根治顽疾，屡起沉疴

重病顽疾多源于本元不足、血瘀络阻、痰湿内蕴，艾灸功同人参擅长补虚，又善祛湿通经，多能根治顽疾。治疗顽疾屡屡应验。

《备急千金要方》载："欲除根本必须火艾，专恃汤药则不可瘥。"《扁鹊心书》也云："今人不能治大病，良由不知灸艾故也。世有百余种大病，不用灸艾，如何救得性命，劫得病回？"《红炉点雪》认为："凡男女老幼，虚实寒热，轻重远近，无所不宜，凡年深痼疾，非药力所能除，必借火力以功拔之。"可见根治顽疾非艾灸莫属。

所幸我们的"灸壮元气巧升白""药灸神阙治腹水"为广大同道认同并推广。艾灸对于升白、抑瘤、止癌痛、治恶性积液、改善基础免疫等发挥重要甚或不可替代的作用，解决肿瘤的许多疑难问题，提高患者生活质量，延长生存周期。故本书书名定为《艾灸：癌症患者新生命周期守护者》。

"纸上得来终觉浅，绝知此事要躬行"，我希冀借助本书普及、传承、弘扬艾灸抗癌知识，助力医患践行灸艾抗癌之路，唱响"艾灸抗癌史诗"。

黄金昶

2022 年 5 月 16 日于北京中医药大学针灸肿瘤研究所

目　录

第三章　常见艾灸问题答疑

第四章　常用艾灸穴位简介

第一章

总论

——本部分内容视频见『华佑众生工作室』

第一节　艾灸简史

一、灸法保健养生

　　养生，对于中国人来说是个司空见惯的词。在传统观念中，养生似乎是中老年人群的"专属名词"，然而，随着社会经济文化的发展和人们健康意识的提高，中国已经逐渐进入到"全民养生"的时代。

　　"人到中年不得已，保温杯里泡枸杞"，现在年轻人的佛系养生方法是一边泡着枸杞，一边熬着夜，饮料配党参，火锅配凉茶。虽然这种熬夜、喝饮料的生活方式不值得提倡，但也从侧面体现了现代年轻人养生意识的提高。艾灸养生馆在城市的大街小巷随处可见，已经成为人们休闲生活的好去处。

　　养生的概念涵盖甚广，顾名思义，是指通过各种方法颐养生命、增强体质、预防疾病，从而达到延年益寿的一种医事活动。艾灸具有温通经脉、行气活血、培补元气、预防疾病；健脾益胃、培补后天、升阳举陷、密固肤表的作用，适用范围非常广泛，不仅包括预防保健，更涵盖慢病防治、节气养生、儿童保健和老年人抗衰老等诸多方面，可以根据不同年龄段的人群发挥不同的保养作用。

　　说到运用灸法来养生保健，彭祖堪称典范。彭祖自尧时举用，一直活到殷末，《列仙传》称其"历夏至殷末寿八百余岁"。但彭祖是不是活了800多岁无从考证。炼脐术养生是彭祖所创，在每年特定时节，在肚脐中填敷中药，再以艾灸治，以达到养生的目的。炼脐术是有迹可循的最早的艾灸养生方式了。

　　如果说彭祖还只是"个案报道"，1973年在我国湖南长沙马王堆发掘的三号汉墓印证了在汉代艾灸已经得到广泛应用。在众多的出土文物中，有3本载有经脉灸法的帛书——《足臂十一脉灸经》《阴阳十一脉灸经》《五十二病方》，是目前发现的比《黄帝内经》还要早的珍贵医学资料。比如《阴阳十一脉灸经》提到"少阴之脉，久（灸）则强食产肉"，是说艾灸少阴经脉能促进食欲，使肌肉丰满，强壮身体。

《黄帝内经》是中医四大经典之首，被历代医家奉为圭臬，作为医学理论之准绳，历久而不衰。书中说："针所不及，灸之所宜。"强调艾灸可以治疗针刺所治疗的病，即使针刺所不能治疗的部位或疾病或虚弱体质，艾灸同样有较好的作用。

灸法产生于我国北方，与我国北方人居住条件、生活习俗和发病特点有关。由于北方地区地处高山峻岭，寒风凛冽，冰厚雪深，人们过着游牧生活，多依山而居，加之长期野外食宿，食物以动物肉乳为主，很容易出现消化不良、腹胀之类的疾病。艾灸适宜于预防及治疗这类病症，所以灸法从北方产生，并传播至各地。

唐代营造了开放性、包容性的百家争鸣的氛围，也促进了医学的繁荣发展。艾灸作为养生保健的手段，其应用方法得到了进一步细化和发展。

孙思邈是隋唐时代京兆华原人，也就是现在的陕西铜川市耀州区。他博学多识，精通经史百家。少年时因为体弱多病自学医术，非常喜爱艾灸，四十岁时经常"艾火遍身烧"，寿命过百。药王孙思邈提出"上医治未病之病，神工则深灸萌芽""令人阳气康盛"，治疗未病艾灸是不二选择，并在《千金翼方》中记载了中风病的预防和治疗方法："先灸百会，次灸风池，次灸大椎，次灸肩井，次灸曲池，次灸间使，各三壮；次灸三里五壮。学人凡将欲疗病，先须灸前诸穴，莫问风与不风，皆先灸之。"明确提出艾灸预防疾病的取穴、次序以及灸的壮数。王焘也在《外台秘要》中大力提倡艾灸保健，说常灸足三里有降逆明目的保健作用。

南宋窦材善用艾灸，在《扁鹊心书》中详细记载了五十条灸法，艾灸命门、关元、足三里可治诸多急危重症，"保命之法，灼艾第一，丹药第二，附子第三"，对阳气虚损的患者，效果远比丹药和附子好。艾灸用于养生保健，根据年龄和季节的不同也提出了不同要求。随着年龄增长，人体元气逐渐虚损，"人至三十，可三年一灸脐下三百壮；五十，可二年一灸脐下三百壮；六十，可一年一灸脐下三百壮"，艾灸关元、气海、命门可"令人长生不老"。夏末秋初，阳气初敛、阳气渐长，是泄旧病、护阳气的好时机，"每夏秋之交，即灼关元千壮，久久不畏寒暑……令人长生不死"。

明清时期属于艾灸史上重要的文献总结时期，但从临床角度与社会运用上看，艾灸疗法已完备、成熟，处于发展鼎盛时期，然清末逐渐走向衰落。《针灸大成》中记载艾灸足三里、绝骨可以预防中风，"宜急灸三里、绝骨四处，各三壮"。《医学入门》还提出以灸炼脐之法可使人强身健体，"凡一年四季各熏一次，元气坚固，百病不生"。清代医家徐宝谦在《灸法心传》中倡导"护阳宜灸"，强调"真气壮则人强，真气虚则人病，真气脱则人死，盖气者，阳所生也；保命之法，当以灼艾第一"，认为艾灸可扶阳，扶阳则能延年益寿。

清代中后期，1822 年道光皇帝以"针刺火灸，究非奉君之所宜"，下令禁止太医院等官方机构采用针灸治病，导致针灸疗法的发展受到了严重的限制，日渐式微。至此，艾灸虽在民间流传，且灸法类型不断发展，但相对于中药而言，艾灸疗法难以进入主流医疗行列。

灸法保健在日韩却得到了足够重视。据考证，公元 514 年，针灸首先传到朝鲜；公元 550 年，灸法又由朝鲜传入日本。在古代，日本民间应用灸法预防保健、延年益寿非常盛行，施行养生艾灸足三里、风门、三阴交、曲池等穴。

艾灸养生在现代应用更为广泛，既可"未病先防"，又可"既病防变"，还可"病后防复"。随着现代医疗水平的发展，艾灸材料、灸法以及艾灸设备层出不穷，使得艾灸养生保健更加便利和安全。对艾灸的理化性质的研究也进一步证实，艾灸的确可增加机体免疫功能，艾烟还可起到空气消毒和预防呼吸道感染的作用。艾灸疗法在养生保健方面的作用深入人心。

现代人经常谈到的养生食物多是高能量的高脂饮食、高蛋白饮食，这些食物本身就难消化，造成代谢困难，容易出现代谢相关疾病，如糖尿病、心脑血管疾病、癌症、肠道与胆囊息肉等。我们之所以每天进食，是保证工作学习所需要的能量，假如蔬菜、谷类能保证足够的能量，那就不用高脂饮食、高蛋白饮食。艾灸是补充能量的最好办法，既不增加食物在体内堆积、消耗人体热量，还可补养元气，保持年轻态，肿瘤患者尤当如此。肿瘤患者即使增加肉类摄入，化疗时白细胞该降还降，拼命吃某海鲜白细胞也升不上去，而经常见到、听到艾灸能迅速升白细胞。过于高脂饮食、高蛋白饮食可造成或加速淋巴结转移，可使 CEA 升高。

真正懂养生的人是会用、善用艾灸的人。很多人已经认识到这一点，这也是近年来艾灸馆火爆的主要原因。

二、灸法疗疾，善治顽疾

1. 汉及汉以前

最早记载艾灸疗法的专篇专著《足臂十一脉灸经》和《阴阳十一脉灸经》出自马王堆汉墓出土的帛书，主要论述十一经脉循行主病及灸法，说明在春秋战国时期灸法已经日趋完臻。

《黄帝内经》偏于用针，对于艾灸的论述相对较少，但其医理详备，对于艾灸治法知识体系和基础理论的确立和构建意义非凡，书中明确将灸法作为一种常用的治疗方式，与针刺、推拿、导引等其他治法并列提出。

东汉张仲景的《伤寒杂病论》有7条针灸治疗条文，提出三阴证宜灸，同时也提出阳盛阴虚忌用火灸等灸法禁忌。其用灸法多用于治疗三阴经病、虚证、寒证、阳衰阴盛证。

2. 晋隋唐时期

晋代皇甫谧撰写了《针灸甲乙经》，初步建立了艾灸疗法的理论体系，明确了施灸壮数、禁灸穴位等。

东晋葛洪不仅是道家代表人物，而且在艾灸治疗危急重症方面成绩斐然，著有《肘后备急方》，屠呦呦发明的青蒿素灵感即来自此书。《肘后备急方》以治疗急症为主，记载了许多灸法，如用蒜、盐、椒、瓦等进行隔物灸的方法，是关于隔物灸最早的记载，书中灸法应用广泛，涉及临床各科疾病的治疗。

南北朝陈延之积极提倡艾灸疗法，著有《小品方》，对艾灸的操作方法、灸穴原则及禁忌等均有所论述。

至隋唐时期，灸法有了长足的发展，其灸用的材料扩大，而且隔物灸的方法更加多样，灸法在临床的应用范围更广，且辨证更加灵活。大唐盛世，灸法盛行，上自帝王，下至百姓，有病多用灸法治疗。韩愈在诗中提到："灸师施艾炷，酷若猎火围。"由此可知，当时已经有了专门从事灸疗的"灸师"。此时关于艾灸疗法的著作众多，艾灸疗法在这个时期得到迅猛发展。

孙思邈在《备急千金要方》中专设了"灸例"一篇，专论灸法，提出了

"膏肓穴无所不治",并将灸法应用于内、外、妇、儿各科,其注重灸量,量多时可至几百壮,并发展了隔物灸的材料,如隔蒜灸、隔黄蜡灸、隔盐灸、隔黄土灸等。王焘更是废针而只言灸,于《外台秘要》中"不录针经,唯取灸法",专设"明堂灸法"一章,通篇只论灸法,对施灸的方法、材料以及灸法的禁忌都有较详的叙述,不仅集唐以前灸疗之大成,而且对后世灸法的推广和研究影响较深,起到了承前启后的作用。

3. 宋金元时期

宋代承袭唐制,对灸法非常重视。相传,宋太祖曾亲自为太宗施灸并取艾自灸,《宋史·太祖纪三》记载:"太宗尝病亟,帝往视之,亲为灼艾。太宗觉痛。帝亦取艾自灸。"

到了宋元时期,灸法内容的丰富和艾灸意识的普及,使艾灸进入了更鼎盛的阶段,出现了较多的针灸典著,如《铜人腧穴针灸图经》《灸膏肓腧穴法》《扁鹊心书》《针灸资生经》《西方子明堂灸经》等,各医家对灸法理论与实践日臻完善,治疗范围进一步扩大。

这个时期,出现了第一本灸法救急专著,成书于南宋,作者是闻人耆年,书名《备急灸法》,又名《备急灸方》,全书共记载了22种急症之灸治方法,将灸法作为救人第一法,丰富了灸法的临床实践范畴。

窦材特别强调艾灸治大病作用,《扁鹊心书》有记载:"医之治病用灸,如煮菜需薪,今人不能治大病,良由不知灸艾故也。世有百余种大病,不用灸艾,如何救得性命,劫得病回?"

金元四大家之一的朱丹溪非常重视艾灸,也认同《素问·骨空论》"寒热证均可灸"的观点,朱丹溪也特别强调了灸法的补泻,《丹溪心法·卷五·拾遗杂论九十九》曰:"灸法有补泻火,若补火,艾烳至肉;若泻火不要至肉,便扫除之,用口吹风主散。"发展了《黄帝内经》灸疗补泻的要领。其医案中记录了不少灸法治疗顽疾的验案,如"一妇人久积怒,病痫,目上视,扬手掷足,筋牵,喉声流涎,定时昏昧,腹胀痛冲心,头至胸大汗,痫与痛间作……乘痛时灸大敦、行间、中脘……又灸太冲、然谷、巨阙及大指甲内间,又灸鬼哭穴,余证调理而妥"。

4. 明清时期

明清时期是我国针灸医学从完备走向成熟而又逐步走向衰落的时期。一方面，相对灸法，明清时期更偏重针法的研究；另一方面，清代中后期，在西学东渐、封建礼教以及统治者的偏见三座大山的压迫下，太医院针灸科被永久废止。但政权无法湮灭货真价实的医疗技术，艾灸仍然在民间迸发着强大的生命力。

从明清时期的文献可以看出，随着灸法的实践越来越丰富，后人在总结前人灸法的实践和理论的基础上，灸法的应用和理论越来越完备和成熟。灸法应用的病症越来越多，尤在热证施灸方面有了新的突破，预防用灸也越来越多，并不拘泥于禁灸穴的定论。灸法的种类越来越丰富，出现了艾条灸、雷火神针、太乙神针等灸法。施灸更加规范，并重视灸后的调摄。

中华人民共和国成立后，艾灸疗法得到了更大的繁荣与发展，近现代医家和研究者不但重视灸在治病防病中的运用和研究，并对艾灸疗法的机理有了更进一步的研究，使灸法更广泛得应用于内、外、妇、儿各科，在热证、寒证、虚证、急证中均有良好的疗效，艾灸疗法具有操作方便、效果显著的优点，已经成为普通百姓养生治病、保健康复、治未病等的常用的家庭养生保健法之一。

在这里必须指出的是，艾灸较针刺、中药治疗危急重症有明显的优势，有时是绝对优势，艾灸操作简单、起效快捷且持久。我们团队在艾灸治疗肿瘤及其并发症方面有许多独创的显效的疗法，这些疗法被许多兄弟医院和广大患者广泛应用，取得了显著经济效益和社会效益。

三、灸法防治传染病

据记载，早在西周时期，武王伐纣，正值六伏天，不断有士兵感染泻痢，军心慌乱。于是武王只好停止行军，原地驻扎。山间蚊虫繁多，士兵们焚烧无名药草驱赶蚊虫。在军队中有一位姓萧名艾、字艾蒿的大夫，在忙于救治兵士的过程中，自己也感染泻痢，卧床多日，但依旧坚持带病出诊。在急于救治伤士的途中慌忙踩上了驱蚊的野草堆，后来却发现自己居然痊愈了，只不过脚上有点伤罢了，于是他尝试用无名野草去灼烧病患的相同位置，不出三日，所有兵士病愈。武王赞之，萧艾答："大王，非萧艾之功，实野草之力也。"而后武王告知各将士："野草本无名，从今以萧艾、艾蒿之名名之。"之后艾便作为一种药材被广泛应用起来。

艾灸可防治传染病，艾烟有空气消毒作用，艾灸相关穴位可增强体质，防治疫病。

艾烟防疫首见于晋代葛洪的《肘后备急方》，其中记载："断瘟病令不相染……密以艾灸病人床四角，各一壮，不得令知之。佳也。"晋代点燃艾叶，烟熏住所进行空气消毒，是为了防止传染病的蔓延。

艾灸防疫见于唐代吴蜀之地，其流行用艾灸预防瘴疠、温疟、毒气等传染病，孙思邈在《备急千金要方·卷二十九》中说："凡入吴蜀地游宦，体上常须三两处灸之，勿令疮暂瘥，则瘴疠温疟毒气不能着人也。故吴蜀多行灸法。"这是通过艾绒燃烧产生的热能刺激穴位，扶助正气，激发和调动人体内在的抗病能力，发挥防疫作用。

后人多以此为据，虽历经战乱与瘟疫，神艾为中华民族繁衍昌盛立下了不朽功绩。

四、隔物灸发展简史

隔物灸与药艾条是艾灸发展的重要阶段。隔物灸又称"间接灸"，一般指艾炷隔物灸，它是以艾炷为灸材，以新鲜姜片（或姜末）、蒜片（或蒜泥），或单味中药附子、吴茱萸、川椒，研末制成药饼等作为隔衬物，以经穴、奇穴或阿是穴为治疗部位，施以隔物温和灸或隔物化脓灸。隔物灸既有艾灸的作用，又有经络穴位的作用，更能发挥隔物药物本身的作用。

隔物灸始于晋代葛洪，包括隔蒜灸、隔盐灸、隔面灸、隔川椒灸、隔巴豆灸、隔豆豉灸、隔瓦甑灸与隔雄黄灸，不但对隔物灸法的制作方法、施灸步骤、艾灸壮数和适应病症等进行了具体论述，更指出了隔物灸的施灸原则与注意事项，对后世隔物灸的发展起到了奠基作用。

孙思邈发展了隔物灸，增加了隔薤、黄土、面饼、附子、商陆、葶苈饼等6种隔物灸法。

到了宋明清，隔物灸发展很快，出现了隔香附饼灸、隔木香饼灸、隔蓖麻仁灸、隔矾灸、隔核桃壳灸、隔韭菜灸、隔蛴螬灸、隔甘遂灸、隔皂角灸、隔蟾灸、隔桃叶灸、隔莨菪根灸、隔土瓜根灸、隔苦瓠灸、隔槟榔灸、隔苍术灸、隔蚯蚓泥灸、隔鸡子灸、隔酱灸、隔纸灸及隔麻黄灸等。而且同一种材料也有不同灸法，治疗病种也不相同，如熟知的隔蒜灸，首见于《肘后备急方》。葛洪云："灸肿令消法，取独颗蒜，横截，厚一分，安肿头上。炷如梧桐子大，灸蒜上百壮。不觉消，数数灸，唯多为善。勿大热，但觉痛即擎起蒜，蒜焦更换用新者，不用灸损皮肉。"后世又有几种不同的操作方法，治疗病种各异，发展了隔蒜灸应用范围。

隔蒜灸大体有以下4种。

隔蒜片灸：方法同《肘后备急方》。

隔蒜饼灸：适于较大范围的施灸，《医心方》卷十八治猘犬啮人引《古今录验方》云："取大蒜作饼灸疮上愈。"陈实功《外科正宗》云："阴疮日数多，艾炷恐不及事，以蒜捣烂铺于疮上，以艾亦铺蒜上，点火灸之。"

隔药蒜灸：大蒜同其他药物共同捣烂做饼施灸，如《类经图翼》卷十一治疗痈疽疮口开大者："则以紫皮大蒜十余头、淡豆豉半合、乳香二钱，同捣成膏，照毒大小拍成薄饼，置毒上，铺艾灸之。"王肯堂《外科准绳》载郭氏治疗"有脓水恶物渐渍根深者"，用白面、硫黄、大蒜捣烂做饼，在上施灸。《疡医大全》云："灸身上诸毒并病串久不收口者，独蒜一个，加雄黄不拘多少，共捣成饼，贴之，将艾放饼上，灸一壮即愈。"

围蒜泥灸：如《寿世保元》卷十云："一灸疗疮，用大蒜烂捣成膏，涂疗四围，留疮顶，以艾炷灸之，以爆为度。"

宋明清时，隔物灸材料由晋隋唐的单药／单物艾灸发展为多药，治疗方法多样化，治疗病种广泛化。

清代还出现了序贯艾灸方法，如《神灸经纶》记载治疗癥瘕的隔盐加隔椒姜灸法，单次灸量也达二十一壮："瘕……一法灸神阙。先以净干盐填脐中，灸七壮后去盐，换川椒二十一粒，上以姜片盖定，又灸十四壮，灸毕即用膏贴之，艾炷须如指大，长五六分许。"此方法现代应用较少，但值得临床深入验证。

五、药艾条发展简史

孙思邈最先根据不同病症，在艾中加入辨证药粉施灸，补充了单用艾绒治疗某些疾病的不足，如《千金翼方》卷二十四治疗瘰疬："以艾一升，熏黄如枣大，干漆如枣大，三味末之，和艾作炷灸之，三七壮止。"《千金翼方》卷二十四记载了竹茹灸治疗疔肿的方法："刮竹箭上取茹作炷，灸上二七壮。"治瘰疬破溃者，将大麻花与艾叶等分合作炷，灸漏上百壮。艾中加药是药灸疗法的萌芽，扩大了灸法的适应证和治疗范围，对后世艾条灸、雷火针、太乙神针的出现都有相当的影响。

相对于隔物灸，艾条、药艾条出现较晚，明初出现了艾条，朱权之《寿域神方》云："用纸实卷艾，以纸隔之点穴，于隔纸上用力实按之，待腹内觉热，汗出即瘥。"但这时的艾条灸还属于实按灸，即艾条隔纸按压于穴位，隔纸是为减少患者疼痛。之后又改为悬灸，是距离皮肤一定距离艾灸。

起初艾卷不加入药末，李时珍、杨继洲等人在艾绒加入麝香等药末，发展成为雷火神针、太乙神针。雷火神针首见于《本草纲目》："雷火神针法：用熟蕲艾末一两，乳香、没药、穿山甲、硫黄、雄黄、草乌头、川乌头、桃树皮末各一钱，麝香五分为末，拌艾。以厚纸裁成条，铺药艾于内，紧卷如指大，长三四寸，收贮瓶内，埋地中七七日，取出。用时于灯上点着，吹灭，隔纸十层，乘热针于患处，热气直入病处。"是以艾绒为载体，将这些中药研成细粉，均匀地撒在艾绒里，"治闪挫骨间痹通及寒湿气痛而畏刺者"。

太乙神针是 1708 年吴山道院紫霞洞天一无名道人秘传给韩贻丰的，韩氏于 1717 年撰成《太乙神针心法》，所含药物各家记载不一。近代处方多以艾绒、硫黄、乳香、没药、丁香、松香、桂枝、雄黄、白芷、川芎、枳壳、皂角、独活、细辛等药制成。使用时，点燃一端，用布七层包裹，按于应灸穴位或痛处。冷则易之，以灸之局部温热为度，用以治疗风寒湿痹、痿弱无力以及一般慢性虚寒病症等。

与普通纯艾条不同的是，雷火神针和太乙神针则根据特殊的要求进行针对性选择药物，疗效更优。

近代药艾条在肿瘤、妇科、骨及软组织损伤、皮肤科应用报道较多。我们对于肿瘤药艾条研究较多，其中升白艾、离照艾被广大肿瘤患者广泛认同。

第二节　艾灸功效

一、艾叶选择要求

1. 产地

全国各地均产艾，艾草道地产地主要集中于北纬 29°～ 39°区域，这完全覆盖了历史上的道地艾草产地汤阴、南阳、蕲春和鄞州等地。河北省安国市的祁艾叶大、产绒率高而被清宫选用。高山阳面、有水区域艾叶较好。端午前后艾叶多作药用，八九月份艾叶做艾绒为宜。临床应用时不必过度纠结于产地，清代陈士铎在其《本草秘录》指出："野艾则天然自长于野世，得天地至阳之气，故能逐鬼辟邪、祛寒而散湿，其力实胜于蕲艾，岂可舍此而取彼哉。"

2. 年份

当年的新艾叶含挥发油多，性烈，燃烧快、火力猛、燃着后不易熄灭，艾灸时灼痛感比较强烈，所以一般建议选用三年以上的陈艾，这样的艾条躁烈之性明显减弱了。《孟子·离娄》曰："今之欲王者，犹七年之病求三年之艾也。"东汉学者赵岐给《孟子》作注时说："艾可以为灸人病，干久益善，故以为喻。"

3. 颜色、气味和手感

新艾的颜色偏青，而陈艾一般是土黄色的（有些商家将艾条掺入玉米面或雄黄粉，也可见金黄色）；好的艾条味道是柔和的，闻起来有种淡淡的艾草的清香，用手捏起来感觉很紧，但是略有绵软，搓下来可见较长细绒。而劣质的艾条闻起来有点刺鼻，捏起来硬邦邦的，用手搓下来可见许多细颗粒状物。

4. 燃烧

一个是看快慢，相同长度下，好的艾条或艾绒燃烧时间比较长、燃烧均匀；一个是看烟，好的艾条或艾绒烧出来的烟是清淡的，不浓烈，不刺鼻；而劣质艾条或艾绒的烟是浓黑、熏眼的，燃烧不均匀，会掉渣。

5. 烟灰

好艾绒燃烧后烟灰呈灰白色，捻之如缎子肉软，没有颗粒、细渣；劣质艾条燃烧后烟灰多呈黑色或灰色，捻之时有未彻底燃烧颗粒。

要买到好艾条，也应遵循中医四诊，主要是望：艾绒颜色与艾绒长短、艾烟颜色、燃烧速度与均匀程度；闻：艾绒气味、艾烟气味；问：主要是艾条年份与他人艾灸感受；切：艾绒是否有颗粒、艾灰手感。

二、艾叶功用历史记载

艾叶为菊科植物艾的干燥叶，晒干或阴干。艾叶苦、辛，性温，归肝、脾、肾经，用作灸料具有温经通络、行气活血、祛寒逐湿、消肿散结、回阳救逆等功用。

魏晋·陶弘景《名医别录》中记载："艾叶苦、微温，无毒，主灸百病。"

明·李时珍《本草纲目》记载："温中逐冷，除湿。"艾叶性温，能扶振元阳，用以烧灸，则热气内注，可起到温煦气血的作用。又因其气味芳香，可温通十二经，且辛主散寒，苦主燥湿，加之点燃熏灸，作用尤著。

清·吴仪洛《本草从新》中记载："艾叶苦辛，生温熟热，纯阳之性，能回垂绝之阳，通十二经，走三阴，理气血，逐寒湿，暖子宫，以之灸火，能透诸经而治百病。"

清·吴亦鼎《神灸经纶》中记载："夫灸取于人，火性热而至速，体柔而刚用，能消阴翳，走而不守，善入脏腑，取艾之辛香做炷，能通十二经，走三阴，理气血，治百病，效如反掌。"

艾叶作为施灸的材料是经过历史沉淀的，是不二选择，艾草也被推崇为"仙草""神艾"。

三、艾灸的功效

艾灸可借助灸火的温热力及艾绒或其他药物的作用，经过经络的传导，调整气血阴阳及脏腑功能，发挥协同作用，从而达到治疗疾病、防病保健的目的，主要有温通经脉、调和气血、补虚培本、清热散结、回阳救逆等功效。

温通经脉：艾叶性温、气味芳香，具有温经通络、祛湿逐寒的功效，且灸法以温热刺激为主，加之艾叶生温熟热的药性，灸火的力度可直接透达组织深部温经行气，通过穴位及经络的作用可助阳通经、散寒逐痹。

调和气血：《素问·调经论》中有云："血气者，喜温而恶寒，寒则泣不能流，温则消而去之。"气见热则行，见寒则凝，见温则滑，而灸法为温热刺激，加之艾绒理气血、逐寒湿之功，可促进气血运行、营卫和畅、血脉和利而有行气活血、消瘀散结之功。

补虚培本：灸能增强脏腑功能，补益气血，填精益髓，因此，大凡先天不足、后天失养及大病、久病导致的脏腑功能低下、气血虚弱、中气下陷皆为灸法的适宜病症。许多慢性疾病适宜用灸法，也正是得益于灸法的补虚培本的作用。《灵枢·经脉》中云："陷下则灸之。"故由于阳气虚衰等原因导致的气虚下陷之证，如脱肛、阴挺、久泻久痢、崩漏、滑胎等多用灸法，从而起到补中益气、升阳举陷的功效。

清热散结：宋·《圣济总录》云："凡痈疽发背初生……须当上灸之一二百壮，如绿豆许大。凡灸后却似燃痛，经一宿乃定，即火气下彻。肿内热气被火夺之，随火而出也。"明·李梴《医学入门》中指出："虚者灸之，使火气以助元气也；实者灸之，使实邪随火而发散也；寒者灸之，使其气复温室也；热者灸之，引郁热之气外发，火就燥之以也。"灸法可以热引热，使邪热外出，用于治疗外科疮疡初起红肿热痛等症；此外灸法可以消瘀散结止痛，对于疮疡溃久不愈合者，灸法有促进愈合、生肌长肉的作用。

回阳救逆：艾叶属纯阳之性，加之火本属阳，两阳相得，能回垂绝之阳，可起到扶阳固脱、回阳救逆、挽救垂危之疾的作用。《扁鹊心书》中有云："夫人之真元乃一身之主宰，真气壮则人强，真气弱则人病，真气脱则人亡，保命之法，艾灼第一。"临床对于阳气虚脱而出现的大汗淋漓、四肢厥冷、脉微欲绝的脱证亦可急灸之。

此外，艾灸能增强脏腑功能、激发人体正气，可防病保健、达到延年益寿的目的。《扁鹊心书》言："人于无病时，常灸关元、气海、命门、中脘，虽未得长生，亦可保百余年寿矣。"

第三节　常用灸法及应用技巧

一、艾炷灸法

将纯净的艾绒捏成圆锥形状，称为艾炷。将艾炷直接或间接置于穴位上艾灸的方法称为艾炷灸法，根据艾炷直接接触皮肤与否分为直接灸法和间接灸法。艾炷制作的方法是一般用手指搓捻，用拇、食、中指将艾绒搓捻成上尖下圆底平的圆锥状，艾炷的大小视情况而定。施灸时每燃烧完一个艾炷为一壮。

1. 直接灸法

将艾炷直接施置于皮肤上称为直接灸法，又称为"明灸""着肤灸"，古称为"着肉灸"。根据皮肤是否化脓结痂等又分为瘢痕灸和无瘢痕灸。

（1）瘢痕灸

瘢痕灸又称化脓灸，施灸时多选用小艾炷，可在施灸穴位的皮肤上涂以少量蒜汁或凡士林以增加黏附性，将艾炷置于其上，用火点燃艾炷尖端，使之均匀向下燃烧，待艾炷燃烧至底部，除去艾灰，更换新的艾炷继续施灸。在施灸的过程中，可以轻轻拍打施灸部位的四周，以缓解患者的灼热痛感。灸完预定壮数后，用消毒纱布盖好，胶布固定，防止感染。通常在施灸后局部会出现小水泡，3～5天化脓，1周左右形成灸疮，5～6周灸疮结痂脱落，局部形成瘢痕。此法多用于腹背部和四肢肌肉比较丰厚的部位，禁用于面部，施灸前需征得患者的同意。注：瘢痕灸属于良性刺激，灸疮化脓为无菌性。

（2）无瘢痕灸

无瘢痕灸又称非化脓灸，施灸时多选用中、小艾炷，可在施灸穴位的皮肤上涂以少量蒜汁以增加黏附性，将艾炷置于其上，用火点燃艾炷尖端，使之均匀向下燃烧，当患者有灼热感或待艾炷燃烧剩 1/2 或 2/5 时，用镊子将艾炷去除，更换新的艾炷继续施灸，以局部皮肤产生红晕为度。施灸后可用油剂涂抹以保护局部皮肤。此法适应证较广泛，凡是灸法的适应证均可采用此法。

麦粒灸也属于无瘢痕灸，将少许艾绒搓捻如麦粒大小的艾炷。施灸前可在施灸穴位的皮肤上涂以少量蒜汁或凡士林以增加黏附性，将艾炷置于其上，用线香点燃，待艾炷燃烧剩 1/5 ～ 2/5 或局部感到灼痛时，迅速用镊子将未燃尽的艾炷去除，避免烫伤，一般灸 3 ～ 5 壮，以局部皮肤产生红晕为度。掌握适时移走艾炷的速度和节奏，保证疗效的同时避免烫伤是麦粒灸的关键。麦粒灸适应证广泛，一般为辨证取穴或局部取穴。

2. 间接灸法

艾炷不直接接触皮肤，而是用药物或其他衬垫物隔开放在皮肤上施灸称为间接灸法，又称为隔物灸。此法可同时发挥艾灸的特性和隔物的药力，根据所隔物的不同又分为以下几种。

（1）隔姜灸

将鲜生姜切成 0.1 ～ 0.3cm 厚度的薄片，并在中间针刺数孔，置于施术部位上，上置艾炷灸之。当患者感到灼痛难忍时，用镊子提起姜片片刻后再灸。艾炷燃烧后可用镊子将灰烬去除，更换新的艾炷，直至局部皮肤潮红为度。此法简便，易于掌握，一般不会引起烫伤，可根据病情反复施灸。

生姜辛、微温，归肺、脾经，具有发汗解表、温胃和中、降逆止呕、温肺止咳的作用。隔姜灸具有解表散寒、温中止呕的功效，可用于外感表证、虚寒性呕吐、腹泻、寒湿痹证等。

（2）隔蒜灸

将新鲜的独头大蒜，切成 0.2 ～ 0.3cm 厚度的薄片，并在中间针刺数孔，置于施术部位上，上置艾炷灸之。当患者感到灼痛难忍时，用镊子提起蒜片片刻后再灸。艾炷燃烧后可用镊子将灰烬去除，更换新的艾炷，每灸 2 ～ 3 壮后可更换蒜片，直至局部皮肤潮红为度。也可将蒜捣成泥状，外敷于局部，上置艾炷施灸。大蒜对皮肤具有刺激性，灸后易出现水泡，可用一次性无菌针刺破后放出水液，同时注意皮肤消毒，防止感染。

大蒜辛温，可祛寒湿、破冷气、散痈疽、止痛、健脾和胃。隔蒜灸具有清热解毒、消肿散结止痛、发散拔毒的功效，可用于治疗哮喘、脐风、肺痨、瘰疬、腹中积块、未溃疮疡、毒蛇咬伤等。若灸疮痈之症，可将蒜片置于疮头上，外用艾炷灸；若疮大有十余头者，可用蒜泥摊至患处，外铺艾绒灸之；若痛灸至不痛，不痛灸至痛。

（3）隔盐灸

将适量食盐填脐后艾灸，故又称神阙灸。施灸时将纯净的食盐研细，填满肚脐，外置大艾炷施灸，或上置姜片等，隔物防止食盐受热起爆。若患者肚脐凸起，可用湿面条围脐如井口，再填盐施灸。如施灸过程中局部灼痛，可用镊子夹住艾炷上提片刻，或更换新的艾炷重新施灸，直至灸完所需的壮数。

食盐味甘咸，归肺、肾、肝经，具有涌吐、清火、凉血、解毒的作用。隔盐灸具有回阳救逆、扶阳固脱的功效，可用于治疗虚寒性呕吐、泄泻、腹痛、痢疾、阳痿、滑泄、中风脱证、不孕症、阳气虚脱、产后血晕等症。

隔盐灸有回阳救逆固脱的作用，用于治疗大汗亡阳、肢冷脉伏的虚脱证时可用大艾炷连续施灸，不计壮数，直至灸至汗止脉复、四肢复温为止。

（4）隔附子饼灸

将附子研细末，用黄酒适量，调和为直径 1～2cm、厚度为 0.3～0.5cm的饼状，并在中间针刺数孔，置于施术部位上，上置艾炷灸之，饼干换新，直至局部皮肤潮红为度。

附子味辛甘，性大热，有毒，归心、肾、脾经。可通行十二经，具有温脾肾、散寒湿、回元阳、止冷汗虚泻的作用，为助阳固脱之要品。

附子饼灸具有温肾壮阳的功效，可用于治疗命门火衰所致的阳痿、遗精、早泄等阳虚证。本法还有祛腐生新的功效，因此可用于痈疽肿毒初起、阴性流注、日久不消及疮毒瘘管久不愈合等，也可在患处选取适当的部位施灸至皮肤红润，有助于疮毒的好转。

此外，还有隔葱灸、隔胡椒饼灸、隔豆豉饼灸、隔巴豆饼灸等，后世也根据具体病情辨证用药施灸，效果亦佳。

二、艾条灸法

艾条是取艾绒平铺在质地柔软而坚硬的桑皮纸、艾叶纸或绵纸，将其卷成圆柱形封口而成，也可在艾绒中掺入其他的药物粉末，称为药艾条。将艾条点燃后在穴位或病变位置进行熏灼的方法称为艾条灸法，又叫艾卷灸法。艾条根据不同的操作方法，可分为温和灸、雀啄灸和回旋灸。

1. 温和灸

将艾条的一端点燃，对准施灸部位，固定在距离皮肤 0.5 ～ 1 寸处进行熏灸，使患者局部有温热而无灼痛感，灸至皮肤红晕为度。对于昏厥者或局部知觉减退或小儿，艾灸时医者可用一手食、中两指置于悬灸部位的两侧，用来感知患者的受热程度，以随时调节距离，掌握施灸的时间和力度，以免烫伤。此法具有温通经脉、散寒祛邪的作用，可用于治疗一切虚寒证。

2. 雀啄灸

将艾条的一端点燃，对准施灸部位，不固定距离进行熏灸，类似小鸟啄食一样，一起一落进行熏灸，使患者局部有温热而无灼痛感，灸至皮肤红晕为度。此法具有温阳举陷和兴奋神经的作用，多用于灸治急性病、昏厥急救及儿童疾患，此法热力较强，应注意避免烫伤皮肤。

3. 回旋灸

将艾条的一端点燃，对准施灸部位，与施术部位皮肤保持 1 寸左右的距离，进行平行往复的类似熨衣服一样回旋施灸，使患者局部有温热而无灼痛感，灸至皮肤红晕为度。适用于风寒湿痹、神经麻痹和广泛性皮肤病等。回旋灸时要用手护住艾火上方，加强艾火下温局部。

三、温针灸

温针灸是在针刺得气后，将针留在适当的深度，在针柄上穿置一段长 1 ～ 3cm 的艾条施灸，或在针尾上搓捏少许艾绒，点燃施灸，直待燃尽，除去灰烬。每穴每次可施灸 3 ～ 5 壮，施灸完毕再将针取出。这是一种简而易行的针灸并用的方法，其艾绒燃烧的热力可通过针身传入体内，使其发挥针和灸的作用，多用于痹证、痿证。

温针是在《灵枢·经筋》"燔针劫刺"的基础上发展而来的。温针之名首见于《伤寒论》，《针灸资生经》记载了用温针治疗冷痹和脚气，但其方法不详。本法兴盛于明代，《针灸大成》载述："其法针穴上，以香白芷作圆饼，套针上，以艾灸之，多以取效……此法行于山野贫贱之人，经络受风寒致病者，或有效。"

四、温灸器灸

温灸器灸就是运用器械辅助艾灸的方式。《肘后备急方》记载了管灸法和瓦甑灸法，开创了灸疗利用器械的先河。卷二治疗下阴病："烧艾于管中熏之，令烟入下部，中少雄黄杂妙。"卷三治疗中风："取干艾叶一纠许，丸之，内瓦甑下，塞余孔，唯留一目。以痛处着甑目下，下烧艾以熏之。"

流传至今且较为常见的温灸器灸包括温灸盒灸和温灸桶灸，二者均具有诸多优势，如使用起来方便、安全，操作时既不影响工作生活，也避免了艾灰掉落烫伤皮肤的风险；可扩大皮肤艾灸的受热面积，也可以同时艾灸多处穴位。

目前艾灸界灸器发展迅速，功能各备，满足了艾灸爱好者需求，但对肿瘤患者也带来许多问题，后面会有详细论述。

五、艾灸技巧

近代针灸书指出，热证、实证不可灸，此言差矣。《灵枢·背腧》指出："气盛则泻之，虚则补之。以火补者，毋吹其火，须自灭也。以火泻之，疾吹其火，传其艾，须其火灭也。"艾灸不仅可以大补元气，也可以泻其火热，完全可以通过掌握艾灸时间长短、穴位顺序的变化，把握补泻。

首先，艾灸时要掌握好量。比如，对于阳证、实证、热证者，艾灸时间可短一些，阴证、虚证、寒证者则艾灸时间要长一些；作为养生保健时，艾灸时间可以短一些，但治疗疾病时，艾灸时间就要长一些。《医宗金鉴》说："凡灸诸病，必火足气到，始能求愈。"艾灸的强度（灸量）不够，患者稍微感觉有点热就将艾条提起来，艾灸的热度无法透入穴位内，就达不到应有的疗效。

其次，艾灸时还要讲究先后顺序。对于施灸的顺序，古人对此是有明确要求的，《备急千金要方》讲："凡灸当先阳后阴，先上后下。"故在临床中一般先灸上部，再灸下部，先灸背部，再灸腹部，先灸左部，再灸右部，但根据个人情况，也可不用过于拘泥。比如艾灸升白时，会要求患者先灸中脘、气海、关元，次灸身柱、膏肓，顺序不能错。因为我们很早就认识到，白细胞的生成与卫气关系密切，《灵枢·本藏》云："卫气者，所以温分肉，充皮肤，肥腠理，司开阖者也。"总结其作用有三：其一，护卫肌表，抗御外邪入侵；其二，司汗孔的开合，调节体温；其三，温煦脏腑肌肉，润泽皮毛。所以升提白细胞就要化生卫气。"卫气根源于下焦，化生于中焦，宣散于上焦"，与肾、脾、肺、三焦关系密切。肿瘤患者发病日久，元气耗伤，需加强温补肾阳之力。故艾灸先灸气海、关元，温补肾阳，化生卫阳，《古法新解会元针灸学》言："由气海而化元阳之气，出关元，化卫气，属下焦，营卫宗三焦气互相贯溢，统先天肾气、后天卫气交会之所。"身柱位于两肺俞之间，位处督脉，与肺气联系密切，艾灸身柱能激发督脉阳气，温补肺气，肺气充足可将卫气有力地宣散。《素问·痹论》云"卫气……熏于肓膜"，故要将肓膜中的卫气宣散开，就要艾灸膏肓穴。因此，艾灸的顺序就是卫气化生和循行的顺序，这些就是我们升白的"诀窍"。

另外，灸之要，气至而有效。很多人在艾灸的时候，都会感知到一种"气"的变化，这种感觉就是灸感，类似针灸时我们常说的"得气"。常见的像透热，热量从艾灸部位的皮肤表面直接向深部组织穿透，甚至直达胸腹腔脏器，如灸中脘时，能感觉整个胃部暖暖的；扩热，热量以艾灸部位为中心向周围扩散，如灸关元时，能感觉热量不仅往里走，还会向腰两侧扩散；传热，热量向远部传导，如灸八髎穴时，热量一直传到大腿根，甚至到脚底。像这样艾灸热力直达体内，甚至涌向其他部位，或是别的一些特殊感觉，我们一般推荐患者自己做，比较能把握这个尺度，自己也能体会到其中的感觉，当然有时候患者体力不行，无法坚持那么长时间，家属可以帮忙艾灸，但艾灸的疗效可能就会打一些折扣了。

第四节 艾灸疗效与灸法息息相关

一、不同灸法的不同功效

自古代的直接化脓灸以来，至今已衍变出多种变法，可各自发挥自己独特的优点，同时也会有不同的缺点。只有掌握了各种灸法的适应证并加以灵活运用，才能发挥其效果。以最古老的直接灸而言，其缺点固然是破皮损肉、发疮流脓，但灸泡发作后所产生的温热和持续的刺激，对许多慢性的痼疾产生潜移默化的治疗作用，所以直到现在仍不能被废除。

不同的艾灸方法具有不同的功效，如艾炷灸中隔姜灸具有解表散寒、温中止呕的功效，可用治疗外感表证、虚寒性呕吐、腹泻、寒湿痹证等疾病；隔蒜灸具有清热解毒、消肿散结止痛、发散拔毒的功效，可用于治疗哮喘、脐风、肺痨、瘰疬、腹中积块、未溃疮疡、疮痛、毒蛇咬伤等；隔盐灸具有回阳救逆、扶阳固脱的功效，可用于治疗虚寒性呕吐、泄泻、腹痛、痢疾、阳痿、滑泄、中风脱证、不孕症、阳气虚脱、产后血晕等；隔附子饼灸具有温肾壮阳、祛腐生新的功效，可用于治疗命门火衰所致的阳痿、遗精、早泄等虚阳证和痈疽肿毒初起等。

艾条灸的温和灸具有温通经脉、散寒祛邪的作用，可用于治疗一切虚寒证；雀啄灸具有温阳举陷和兴奋神经作用，多用于灸治急性病、昏厥急救及儿童疾患；回旋灸则适用于风寒湿痹、神经麻痹和广泛性皮肤病等。因此，不同的灸治方法，是根据不同的患者和不同的病种，视不同的情况而决定的。

二、发挥灸效的三个环节

尽管灸法不同，灸材各异，但灸法发挥功效依赖于 3 个关键环节：灸的材质、灸的作用方式、灸的作用量（时间的长短及刺激的强弱）。生物有机体对不同的刺激产生的应答除了取决于当时机体的状态，更取决于刺激物的"质""量"及"作用量"。

灸的材质：艾灸常用的材料为艾，艾为菊科多年生灌木状草本植物。全国各地均有生长，在夏季花未开时采摘，以叶下面灰白色、绒毛多者为佳。采收新鲜的艾叶，经日光曝晒、反复晒杵（或石碾研磨），除去杂质，筛选干净，令软细如绵，成为艾绒，方可使用。艾绒的质量对施灸效果影响很大，色淡灰黄、干燥易燃者为佳。劣质艾绒表面粗糙、生硬不易成团，燃烧时火力暴躁，患者感觉烧灼感强烈，其疼痛难以忍受，且因杂质较多，常有爆裂的弊端，燃烧时散落的艾绒也易灼烧皮肤。而质量好的艾绒不仅外观看起来细腻，无杂质，触感柔软干燥，易燃易灭，且燃烧时火力温柔，不易烫伤。此外，艾绒的新陈对施灸效果也有一定的影响，艾绒以陈久者为上品，《本草纲目》里说："凡用艾叶，须用陈久者，治令软细，谓之熟艾，若生艾，灸火则易伤人肌脉。"新艾含挥发油多，燃之不易熄灭，令人灼痛，且燃烧后烟大，艾灰易脱落、易烧伤皮肤；陈艾则易燃易灭，火力温柔，可以减少灼痛之苦，且燃烧后烟小，艾灰不易脱落。因此，施灸时选用 3 年以上陈艾最好。

灸的作用方式：上文已介绍到不同的灸法具有不同的功效，在临床中可根据患者不同情况选择不同的艾灸方式。此外，艾灸补泻手法对疗效也起到了重要作用。早在《内经》中就提到了艾灸的补泻，《灵枢·背腧》中指出："气盛则泻之，虚则补之，以火补者，毋吹其火，须自灭也；以火泻之，疾吹其火，传其艾，须其火灭也。"《针灸大成》中也记载："以火补者，毋吹其火，须待自灭，即按其穴也。以火泻者，速吹其火，开其穴也。"以上讲述的是在艾炷灸过程中，点燃艾炷后，不吹其火，待其徐徐燃尽，或燃尽取走艾灰后用手指按压局部片刻，使其真气聚而不散，此法艾灸时间长，壮数较多，火力缓慢温和，为补法，适用于虚寒之证；点燃艾炷后，疾吹其火，令艾炷加速燃尽，当患者感到局部灼痛时立即拿走艾条，灸后不按其穴，起到祛散邪气的作用，此法艾灸时间短，壮数较少，火力迅猛，为泻法，适用于实热之证。如《古今医统大全》中"中寒，阴寒厥冷脉绝欲死者，宜灸之，气海、神门、丹田、关元，宜灸百壮"，《备急千金要方》中"凡卒患腰肿、附骨肿、痈疽、疔肿、皮游毒热肿，此等诸疾，但初觉有异，即急灸之立愈"。在临床中可根据患者的具体情况并结合腧穴的功能主治酌情运用。

灸的作用量：有关艾灸发挥功效的关键，除了优质的艾条和艾灸的方式外，"作用量"尤为重要。古代的直接灸有数壮、百壮甚至千壮之说，需依据患者不同的情况全面考虑，各适其宜。此外，古代也有"灸之生熟"来规定艾灸的作用量，"生"即少灸，"熟"即多灸，《外台秘要》中就有"凡灸有生熟，候人盛衰及老少也。衰老者少灸，盛壮强实者多灸"的记载，强调艾灸要根据年龄及身体情况而异。《扁鹊心书》中记载："大病灸百壮……小病不过三五七壮。"古人认为灸法需达到一定的刺激量才能产生疗效，而灸疮则是判断灸量和疗效的一个重要指标，在采用艾灸方法治疗癥瘕积聚等疾病时往往会灸上百或千壮，对于灸疮的首次刺激要达到一定的要求外，在灸疮形成后还需反复强加刺激防止效果的减退，因此目前所通行的治疗肿瘤的艾灸刺激量还远远尚未达到疗效产生的作用量，仅收获灸疗的部分效果。

晋·葛洪在《肘后备急方》中治疗"石痈"时应"比灸其上百壮""当上灸之百壮，石子当碎出，如不出，益壮乃佳"，指出治疗石痈时施灸的剂量要灸至"石子碎出"，若不出可增加壮数；唐·王焘在《外台秘要》痈疽方中也记载了这种方法："又发痈至坚而有根者，名为石痈……上灸之百壮，石子当碎出也，如不出，益壮乃佳。"宋·王执中在《针灸资生经》中也记载："凡发肿至坚有根者，名曰石痈。治法当上灸之百壮。石子当碎出。如不出。益壮乃佳。""乡里有善治发背痈疽者。皆于疮上灸之。多至三二百壮。无有不愈。但艾炷小作之。炷小则人不畏灸。灸多则作效矣。"《针灸逢源》中也指出，对于痞块的治疗应逐渐增加壮数，多灸为妙，"第灸痞之法，非一次便能必效，须择其要处至三，连次陆续灸之，无有不愈者""灸法有二报三报，以至连年不绝者，前后相催，其效尤速，或自三壮五壮，以至百壮千壮者"，因此对于顽固性疾病或肿瘤疾病，需加大艾灸的作用量，延长艾灸时间，方可取得满意疗效。艾灸的作用量不仅要根据病情及病种而定，对于艾灸部位也需适时调整，《医学入门》中有记载："针灸穴治大同，但头面诸阳之会，胸膈二火之地，不宜多灸，背腹阴虚有火者，亦不宜多灸，惟四肢穴最妙，凡上体及当骨处，针入浅而灸宜少，下肢及肉厚处，针可入深，灸多无害。"

第五节　灸法注意要点

一、施术者注意事项

实施艾灸之前要全面了解受术者的情况，加强与受术者的沟通，使其解除不必要的思想顾虑，并指导其采取合适的体位，视受术者情况选择合适的灸法及灸条。若采用化脓灸时一定要征得受术者知情同意。

在施术过程中，术者需全神贯注，严肃认真，专心致志，正如《灵枢·官能》中所言："语徐而安静，手巧而心审谛者，可使行针艾。"认真观察患者的反应并及时沟通，以受术者感觉适时调整艾灸的角度与力度，保持合适的温度。施灸时，对于颜面部、阴部等部位，不宜采用直接灸法，妊娠期妇女的腹部及腰骶部不宜施灸，对于昏厥者或皮肤感觉迟钝者或小儿，用食、中两指置于悬灸部位的两侧，用来感知患者的受热程度，以随时调节距离，掌握施灸的时间和力度，在保证疗效的同时避免烫伤。施灸时要注意安全，防止艾绒脱落烧损衣物、烫伤皮肤。施灸时适时拍打艾灸部位皮肤，促其艾热经络传导。施灸完毕后将艾条或艾炷彻底熄灭，以免引起火灾。

施灸时的顺序一般为先上后下，先阳后阴，壮数为先少后多，艾炷为先小后大。《备急千金要方》中记载："凡灸当先阳后阴，言从头向左而渐下，次后从头向右而渐下。"《千金翼方》中也有记载："凡灸法先发于上，后发于下；先发于阳，后发于阴。"现代临床中艾灸时穴位顺序的选择多根据患者的具体情况，因病制宜，因人制宜。对于初次艾灸或体弱患者，艾灸时艾炷宜先小后大，壮数宜先少后多，逐渐加量。艾条灸时宜把握适度的时间和力度，不可突然刺激量过大，防止患者出现晕灸事件。

施术的诊室要注意通风，防止烟雾过浓给患者造成不适感，同时要保持温度适宜，风不可直吹患者，尤其是艾灸后患者遍身微微发汗的情况下，更应避免吹风或喝冷饮，以防寒气入体。

二、受术者注意事项

在施术过程中，受术者应注意守神。艾灸完毕，因全身毛孔打开易于受风寒，故施术后避免吹冷风及冷水冲洗所灸部位。艾灸前后可适度饮用温水，勿过度劳累。如民间流传灸后调养的口诀：灸后风寒须谨避，七情莫过慎起居，切忌生冷醇厚味，唯食素淡最适宜。《针灸大成》中也讲到："灸后不可就饮茶，恐解火气；及食，恐滞经气，须少停一二时，即宜入室静卧，远人事，远色欲，平心定气，凡百俱要宽解。尤忌大怒、大劳、大饥、大饱、受热、冒寒。至于生冷瓜果，亦宜忌之。惟食茹淡养胃之物，使气血通流，艾火逐出病气。若过厚毒味，酗醉，致生痰涎，阻滞病气矣。"

三、艾灸异常情况处理

施灸后，局部皮肤出现红晕灼热，属于正常现象，无须处理。若施灸过量或时间过长或因患者体质问题，在灸后局部出现小水泡，注意不要擦破，可自行吸收；若水泡较大，可用一次性无菌针从底部挑破，挤出液体后可在水泡部位拔罐，半小时后，再次挤出液体，皮肤消毒，以无菌纱布进行外固定，防止感染；如用化脓灸者，在灸疮化脓期间要注意适当休息，加强营养，保持局部清洁，可用敷料保护灸疮，待其自然愈合，以防污染造成局部感染。若因为护理不当并发感染，可外涂生肌玉红膏，必要时及时就诊予抗感染治疗。

少数患者施灸后会出现皮肤局部红疹、乏力、低热、口干、嗜睡或失眠等反应，无须处理，注意多饮水、多休息后或继续施灸后症状会在数天内缓解。

若患者在施灸过程中出现头晕、眼花、恶心、心慌、大汗出、面色苍白、血压下降甚至晕倒等症状，为晕灸。晕灸多在因初次艾灸或空腹、疲劳、恐惧等情况下或姿势不当或灸量过大时出现，当患者出现晕灸，应立即停止艾灸，让患者平卧片刻，并予适当温开水，一般休息片刻会缓解，严重者症状不缓解或加重，应立即送医。为避免晕灸的发生，施术者应掌握好艾灸的禁忌，在施灸的过程中密切关注患者的表现，做好预防工作。

第六节　灸法的适应证与禁忌证

一、适应证

李梴在《医学入门》中指出："凡病药之不及。针之不到，必须灸之。""虚者灸之，使火气以助元阳也；实者灸之，使实邪随火气而发散也；寒者灸之，使其气复温也；热者灸之，引郁热之气外发，火就燥之义也。""凡寒热虚实皆可灸之。"明确指出了艾灸适用于寒热虚实之证。纵观古籍及现代临床研究进展，灸法的适应证非常广泛，总的原则是阴、里（或表）、虚、寒证多灸；阳、实、热证少灸或多采取隔物灸。

1. 寒凝血滞、经络痹阻引起的各种病症，如风寒湿痹、痛经、闭经、寒疝腹痛。由于艾叶生温热熟，艾火的热力可渗透肌层，温经行气，因此，艾灸有很好的温经散寒、活血通痹止痛的作用。

2. 外感风寒表证与中虚脏寒所致的胃痛、呕吐、腹痛、泄泻、颈椎疾患等症，艾灸可疏风解表、温中散寒。

3. 脾肾阳虚、元气暴脱之证，如久泄、久痢、遗尿、遗精、阳痿、早泄、虚脱、休克等。人体以阳气为本，得其所则体强而寿彰，失其所则体弱而寿夭。"艾叶苦辛，纯阳之性，能回垂绝之阳"，艾灸可温阳补虚、回阳救逆，因此对于阳气虚衰所致的病症，灸尤宜之；对于阳气暴脱所致的大汗淋漓、脉微欲绝等亡阳之证亦可艾灸急救之。

4. 气虚下陷所致的脏器下垂之证，如胃下垂、子宫脱垂、脱肛、崩漏日久不愈等，灸之可升阳举陷、补中益气。

5. 外科疮疡初起，瘰疬、乳痈初起，疖肿未化脓者，灸之可消瘀散结、拔毒泄热；对于疮疡溃久不愈者，灸之亦可促进愈合、生肌长肉。

6. 气逆上冲的病症如脚气冲心、肝阳上亢等所致的头痛、头晕，灸涌泉穴可镇逆下气。灸法也有"引而下之"的引导作用，因此对于预防中风发作，可灸足三里穴、绝骨穴，以平肝降逆、引气下行。

7. 防病保健。灸法用于防病保健已有悠久的历史，《扁鹊心书》中记载："夫人之真元，乃一身之主宰，真气壮则人强，真气虚则人病，真气脱则人死。保命之法，灼艾第一，丹药第二，附子第三。""人于无病时，常灸关元、气海、命门、中脘，虽未得长生，亦可保百余年寿矣。"此外，现代临床研究亦证实，艾灸可激发机体免疫功能，调节免疫系统的各个方面，包括固有免疫系统的免疫细胞、免疫因子和适应性免疫的细胞免疫、体液免疫。

8. 防治瘟疫。古往今来，艾灸对于瘟疫的防治一直发挥着关键的作用。艾灸作为防疫措施主要有两种方法，一是通过艾灸穴位达到增强人体正气的作用，正气存内，邪不可干。《备急千金要方》就有记载："凡入吴蜀地游宦，体上常须三两处灸之，勿令疮暂瘥，则瘴疠、温疟、毒气不能着人。"二是通过艾烟进行空气消毒防疫。葛洪在《肘后备急方》中记载："断瘟病令不相染，密以艾灸病人床四角，各一壮，佳也。"

二、禁忌证

据古代文献记载，灸法的禁忌颇多，但后经临床实践证明，有些禁忌不需严格遵守。对于艾灸的禁忌，一般可归纳为以下两个方面：

1. 不宜在过饥、过饱、过劳、酒醉、大惊、大恐、大怒、大渴、大汗淋漓、房事、遗精时施灸。这些临时情况的禁忌，临床施灸时需倍加注意，防止晕灸的出现。女子妊娠者，无病禁灸。

2. 禁灸部位：对于大血管处、皮薄肌少筋肉结聚部位、妊娠妇女的腰骶部及下腹部、睾丸、乳头与阴部、眼球均不宜施灸。颜面部不宜直接重灸，防止形成瘢痕。《肘后备急方》指出："灸口吻、口横纹间，觉火热便去艾，即愈，勿尽艾，尽艾则太过。"此外，关节活动处亦不用瘢痕灸，避免化脓、溃烂、不易愈合、损伤关节功能等。

三、热证可灸

灸法治疗热证最早见于长沙马王堆汉墓出土的帛书《足臂十一脉灸经》和《阴阳十一脉灸经》，如"口热舌柝（坼），嗌干……久（灸）则强食产肉"。

《内经》中提出用灸法治疗热证，为"热证可灸"奠定了基础。《素问·骨空论》谈到"灸寒热之法，先灸项大椎，以年为壮数；次灸橛骨。以年为壮数。视背俞陷者灸之，举臂肩上陷者灸之，两季胁之间灸之，外踝上绝骨之端灸之，足小指次指间灸之，腨下陷脉灸之，外踝后灸之。缺盆骨上切之坚痛如筋者灸之，膺中陷骨间灸之，掌束骨下灸之，脐下关元三寸灸之，毛际动脉灸之，膝下三寸分间灸之，足阳明跗上动脉灸之，巅上一灸之。犬所啮之处灸之，三壮，即以犬伤病法灸之。凡当灸二十九处。伤食灸之，不已者，必视其经之过于阳者，数刺其俞而药之。"强调艾灸治疗寒热病，并列可灸部位。并说明伤食可用灸法，如无效再针刺。

《灵枢·背腧》并介绍了艾灸补泻方法："以火补者，毋吹其火，须自灭也；以火泻之，疾吹其火，传其艾，须其火灭也。"艾灸不仅补阳，更可泄热。可见在战国时期，艾灸的泻法可以治疗热证。

后世历代医家强调艾灸可治疗热证的同时，在临床应用多有发挥。《备急千金要方》中也有艾灸治疗热证的记载，如"灸巨阙治疗马黄、黄疸"，灸心俞治疗心实热、"不能食、胸中满膈上逆气闷热"，明确了一些穴位艾灸可以泻火。《医学入门》云："热者灸之，引郁热之气外发，火就燥之义也。"《圣济总录》中也有相关的记载："灸火之热，气血得热则行，郁结壅滞可散，化火之源已去，其热自归平复。""凡灸后却似火燉痛，经一宿乃定，即火气下彻。肿内热气被火夺之，随火而出也。"这些记载明确了艾灸泻火之理，或外引，或散郁。宋代医家闻人耆年更是提出了热证宜早灸的理念，他在艾灸治疗疔疮时记载"疔疮者……发于手足头面者，其死更速，惟宜早灸"，治疗发背"依法早治，百无一失""凡觉有患，便用大蒜切片钱厚，贴在疮头上，先以绿豆大艾炷灸之……不拘多少，但灸之不痛即住"，强调隔蒜灸可以泻火。在治疗附骨疽中也写道"凡有此患，宜早灸之"。

其中认为热证可灸的代表人物，如刘完素认为灸法治疗热证，一是艾灸引火热之邪外出，热能引热，如"骨热不可治，前板齿干燥，当灸百会、大椎"；二可引阳热下行，降火滋水。如《素问病机气宜保命集》："泄者……假令渴引饮者，是热在隔上，水入多，则下隔入胃中……此证当灸大椎五七壮立已。""厥阴之井大敦，刺以通其经；少阳之经绝骨，灸以引其热，是针灸同象法，治之大体也。"指出选用一些穴位艾灸可以治疗热证。

朱丹溪也强调热证宜灸，其解释热证可灸的机理是"火以畅达，拔引热毒，此从治之意"。《丹溪心法·拾遗杂论九十九》曰："灸法有补泻火，若补火，艾焫至肉；若泻火，不要至肉，便扫除之，用口吹风主散。"明确了《黄帝内经》灸疗补泻的要领。

龚居中将灸法治疗广泛地应用于热病，《红炉点雪》中记载："凡痰火骨蒸痨瘵，梦遗盗汗传尸等症，宜灸四花六穴，膏肓二穴，肾俞二穴，肺俞二穴，足三里二穴，手合谷二穴，或膻中穴，但得穴真，无不验也。""灸法祛病之功，难以枚举，凡寒热虚实，轻重远近，无往不宜……热病得火而解者，犹暑极反凉，犹火郁发之之义也。"同时"实病得火而解者，犹火能消物。有实则泻之之义也"。此外他主张痰火病使用灸法治疗，"痰病得火而解者，以热则气行，津液流通故也"，是对刘完素艾灸治疗瘰疬等很好的诠释。

杨继洲热证可灸的思想主要分虚实两端，虚证以泻火实下、灸温除热，实证以醒脑开窍、清热解毒。现介绍取膏肓穴法："主治阳气亏弱，诸风痼冷，梦遗上气，呃逆膈噎，狂惑妄误百症。取穴须令患人就床平坐，曲膝齐胸……按之患者觉牵引胸肋中、手指痛，即真穴也。灸至百壮、千壮，灸后觉气壅盛，可灸气海及足三里，泻火实下。"灸气海、足三里，一则引灸火下行，二则培补下焦元气。灸劳宫穴法："久劳，其状手脚心热，盗汗，精神困顿，骨节疼寒，初发咳嗽，渐吐脓血，肌瘦面黄，减食少力……灸时随年纪，多灸一壮。如人三十岁，灸三十一壮，累效。"体现了温灸除热。用于实证，如"癫狂，言语不择尊卑灸唇里中央肉弦上一壮，炷如小麦大""狐魅神邪迷附癫狂：以两手、两足大拇指，用绳缚定，艾炷着四处尽灸，一处灸不到，其疾不愈，灸三壮（即鬼眼穴）"，可醒脑开窍；如《疮毒门》"疔疮生面上与口角：灸合谷""疔疮生手上：曲池（灸）""痈疽发背：肩井委中又以蒜片贴疮上，灸之，如不疼灸至疼，如疼，灸至不疼"，取艾灸清热解毒之功。这些方法都强调选穴与选隔物均可泻火。

吴亦鼎在其《神灸经纶》中多次使用灸法治疗热病，收效良多。其灸法补泻应用可资临床应用。其云"凡用火补者，勿吹其火，必待其从容彻底自灭，灸毕即可用膏贴之以养火气，若欲报者，直待其报毕，贴之可也。用火泻者，疾吹其火，令火速灭，须待灸疮溃发，然后贴膏。此补泻之法也"。他在《内经》艾灸补泻基础上增加了膏贴补泻之法。

热证可灸体现在艾灸补泻手法、相关穴位选择以及隔物灸材料选择等，如能巧妙应用，补泻自如，难怪大医家王焘、窦材重灸轻针。

在"热证可灸"的理论下，临床中也开展了艾灸治疗热证的诸多应用，都起到了很好的疗效，包括发热、急性疼痛、急性鼻衄、急性扁桃体炎、急性乳腺炎、带状疱疹等，实热证可灸，既可借助灸火疏通瘀滞之热，又可以热引热，将体内火热之邪外达肌表。但在施灸过程中应辨别表里虚实，根据不同的病情选择适宜的艾灸材料、艾灸方法及艾灸时间，从而做到"辨证施灸"。

第七节　灸法选穴理论钩玄

无论是哪种灸法，都离不开选穴，犹如狙击离不开靶点，只有精准地选择靶点，才有可能切中要害、一击致命。而选穴的方法不外乎近部与远部选穴，再配合病理反应穴、经验穴等。

一、近部取穴

近部取穴是基于任何腧穴都能治疗所在部位的局部和邻近部位病种，即腧穴近治作用所提出来的。这些腧穴既包括位于十二正经上的正穴，也包括位于奇经八脉上的奇穴以及阿是穴。其临床应用非常广泛，用于治疗相应部位的病症，如癌性疼痛取痛点（即阿是穴，又称天应穴），胃瘫取中脘，皆属于近部取穴。就近穴位的艾灸以调整局部功能为主，改善全身机能为辅。如艾灸术口可改善患处血管、淋巴结功能，促进循环系统的重建，增加局部的营养，加速新陈代谢，促进伤口愈合。温热刺激作用于神经末梢及感受器，向高级神经中枢发出冲动，激起全身与局部的各种反应，也可影响到经络系统，感传到远处，产生局部与整体相结合的功效。

二、远部取穴

远部取穴是根据脏腑经络学说等中医基础理论和腧穴的主治功能提出来的，选取距离病痛较远部位的腧穴。如腹胀取阴陵泉，恶心呕吐取足三里，都是远部取穴的具体运用。历代医家对此也积累了丰富的经验，如《灵枢·终始》言："病在上者，下取之，病在下者，高取之，病在头者，取之足，病在腰者，取之腘。"都属于本法范畴。此处要高度重视脏腑背腧穴的作用，此是远端取穴要点之一。

三、循经取穴

经络学说首见于《内经》，是中医理论的重要组成部分，更是针灸推拿的理论基础。经络是内连脏腑、外络肢节、沟通内外、贯穿上下、运行气血的通道。经络不明，无以知阴阳之交、脏腑之递更、病因之所在。宋代窦材云"学医不知经络，开口动手便是错"，艾灸选穴，也"当明经络"，通过明确病变脏腑及肢体所过经络，明确病变的主要经络，结合腧穴主治，选取相应的穴位。要善用"五输穴""原穴""络穴""郄穴""下合穴""背俞穴""募穴""八脉交会穴"等特定穴，尤其重视五输穴、募穴、交会穴的应用，同时要高度重视督脉的统领一身阳气的作用。

四、辨证选穴

辨证选穴是根据中医基本理论和腧穴主治功能而提出的。近部取穴适用于病痛明显或局限者，辨证取穴是针对某些全身性症状或疾病的病因病机而选取穴位。在临床上有很多病症往往难以明确其病变部位，如发热、疲乏、失眠、多梦、自汗等，这时候可根据辨证取穴原则选取相应的腧穴。例如高热选取大椎，失眠多梦选取百会、大陵、神门。另外，有些腧穴对某一方面的病症有特殊的治疗效果，如气病取膻中，筋病之筋骨酸痛取阳陵泉等。

五、病理反应穴

有诸内必形于诸外，故内脏病变常可在体表的某些特定部位出现某些病理反应点与病理现象，即在病变附近或远隔部位的体表出现某种反应，如硬结、索状物、压痛、空虚、局部皮肤凹陷或凸起、小丘疹等。癌性肠梗阻患者，通常大肠俞、小肠俞、脾俞、胃俞及附近可触及皮下硬结，刺络拔罐后艾灸局部，患者往往在治疗过程中就会排气。

以上选穴原则，在临床上既可单独应用，也可配合应用，其目的在于筛选出少而精的穴位组合，以达方简而力宏。

第八节   如何选择艾条

艾条，又称为艾卷，指用艾绒卷成的圆柱形长条。艾卷灸法形成于明初时期，明·朱权的《寿域神方》记载："用纸实卷艾，以纸隔之点穴，于隔纸上用力实按之，待腹内觉热，汗出即瘥。"该艾卷灸属于实按灸，即艾卷隔纸按压与穴位施灸。其后艾卷灸又发展为悬灸法，即离开皮肤一定距离灸烤，该方法即弘扬了艾灸之长，又避免了烧灼之苦，迅速流行，并沿用至今。

一、望闻问切识优劣

选择艾条的关键在于艾绒的质量，一般来以陈年、道地、端午时节采摘为佳。然而，市面上的艾条品种繁多，厂家也都标榜自家产品是陈年艾、道地艾，此时又该如何抉择呢？可通过中医的望闻问切加以鉴别。

1. 望色泽

优质艾条的艾绒颜色为土黄色，夹杂点绿色，撕开艾条后，质地均一，无夹杂粗梗，燃烧时火力均匀；较差艾条夹杂着青黑色、霉斑、粗梗以及颗粒物，燃烧时不均匀。此外，我们建议肿瘤患者手持艾条灸，不推荐随身灸或艾盒灸，为了手持方便，应选择长艾条，而非目前市面用于随身灸的短艾炷。

2. 闻气味

艾条都会有点气味。好的艾条气味芳香清淡，沁人心脾，让人喜悦；差的艾条或因为添加了香精，其气味浓烈，有刺鼻感、眼睛不适感，部分甚至有霉味、化工胶水味。

3. 问产品信息

了解艾条的存放时间、产地、采摘时间、价格等，一年、三年、五年的艾条，以五年陈艾为佳，但也并非年代越久越好，存放十年以上的艾条气味变淡，有效成分中的挥发性物质减少，疗效反而降低。道地艾指在一特定自然条件和生态环境的区域内所产的艾草，并且生产较为集中，具有一定的栽培技术和采收加工方法，质优效佳。端午节前后采摘的艾叶又称端午艾，该时节采摘的艾叶有效成分含量最高。价格也是必须要了解的环节，上等艾条却是白菜萝卜的价格，必然有坑，但也有许多价格奇高质量很次的艾条。

4. 切质感

可以将艾绒撕下一点，感知艾绒的质感，好的艾条艾绒细腻均匀，摸起来很舒服，没有颗粒；差的艾条手感粗糙、颗粒明显。

5. 体会艾条的火力

质量好的艾条火力均匀，温和而不刺人，渗透力强；差的艾条捏上去松松的、不均匀，火力刚烈，渗透力不强。好的艾条一般很紧，能够燃烧很久；差的艾条很松，很快就烧完了、且周围与中心燃烧速度不一致。正如《本草纲目》中载："凡用艾叶，须用陈久者，治令细软，谓之熟艾。若生艾，灸火则伤人肌脉。"

二、加药与不加药艾条的选择

根据艾绒内是否添加其他药物，分为纯艾条（清艾条）和药艾条两种。药艾条是在纯艾条基础上添加了相关药物以提高疗效。针对肿瘤患者，华佑众生研制了针对恶性积液（腹水、胸水、脑积水、心包积液等）的离照艾，白细胞与红细胞减少的升白艾，癌性疼痛的立笑艾，化疗后手足麻木的麻麻艾，免疫功能低下与疲乏的壮元艾，临床已取得显著疗效，被许多医院和很多患者广泛使用。如果有上述病症的肿瘤患者，建议选用上述加药的艾条，如果没有，可用黄金艾条，即不加药的清艾条，艾绒质量可以保证。

三、有烟与无烟艾条的选择

无烟艾条应该是经特殊工艺保留了艾草有效成分的艾叶炭。上好的无烟艾条采用纯艾叶炭制作，相较于有烟艾条，其价格昂贵，但更环保；因其质地紧密，不易点燃（一般建议用酒精灯点燃），但燃烧温度更高（有烟艾条400℃左右，无烟艾条 520℃以上）。值得强调的是，只有用真材实料的艾叶炭加工，而且保留了艾草有效成分的，才能算是无烟艾条，然而目前市面上鱼目混珠的产品太多，很多人用了掺有杂质的炭条，更有甚者是采用焦炭与糯米黏合而成，不仅不能祛病，反而灼伤经络，对疾病康复有害无益。尤其肿瘤患者穴位局部温度要求至少达到 50℃～ 60℃，绝不建议用以假充好的无烟艾条，不仅无益反而有害。

第九节　提高艾灸疗效要素

稳定、良好的疗效是灸法临床运用的关键，基于影响临床灸效的关键因素的研究是提高灸疗临床效果的关键环节，也是继承弘扬灸法的必然之路。穴位精准、灸量充足是保证艾灸疗效的关键要素，同时亦要关注艾灸穴位的先后顺序。肿瘤患者应尤其重视以下几点，否则可能适得其反。

一、穴位精准

穴位精准包括两方面的含义，一是选穴要精，二是取穴要准。清咸丰时医家吴亦鼎所撰的《神灸经纶》一书，他在该书引言中指出："灸疗亦与地并重，而其要在审穴，审得其穴，立可起死回生。"这句话把穴位形容为"地"，说明艾灸疗效穴位选择与艾绒质量同样重要，选穴精准可起死回生。

1. 选穴要精

艾灸治病重在找准疾病的症结，针对其核心病机选穴，力求穴位少而精。如何做到精准选穴？针对局限性浅表疾病，重视局部选穴，尤其是阿是穴，而对于全身性病症，应重视交会穴等特定穴的选择。正如《针灸大成》所言："故不得其要，虽取穴之多，亦无以济人；苟得其要，则虽会通之简，亦足以成功，惟在善灸者加之意焉耳。"说明灸法的疗效不在于取穴多，而是精专，取穴精，便于操作。同时应注意穴位施灸的操作性、方便性，大多数情况下，建议选择胸腹部、四肢穴位，以便患者自行施灸。

2. 取穴要准

如何理解取穴要准？是穴位的解剖定位准确吗？是，但也不完全是！定位准确是取穴最基本的要求，但绝不是全部。穴位是脏腑经络气血汇聚于体表的特定部位，而穴位不是一个固定的点，而是一个区域，通常为"有诸内，必形于诸外"的体表反应点。然而，由于体质、感受病邪的不同，反映在体表的部位会有一定的差异。因此，很多疾病会在相应的穴位产生反应点，但该反应点并不是固定不变的，会随着病情的变化而改变，同一患者不同疾病有不同的反应点，同一种疾病不同患者反应点也有差别，同一疾病不同病期相应的反应点也可能会不同。在灸治过程中应当仔细寻找反应点，准确判断疾病在体表的反应部位是提高疗效的关键。如用艾条灸百会、四神聪穴治疗失眠时，5 个穴点的反应不完全一样，说明各穴的敏感程度不一样，往往某一穴区会产生温热的舒适感，该点即为艾灸的最佳治疗点，也是敏感点。

在肿瘤患者中，某一脏气虚，往往是转移的高发部位，在预防脏器转移的治疗中，通过观察膀胱经上的背俞穴对应的穴区是否有肌肤下陷的情况，以判断脏气的强弱及潜在脏腑转移可能，如在肺俞穴区见有下陷，结合脉诊，判断存在肺气虚，提示肺转移风险较高，为预防肺转移发生，在肺部未形成实质性转移灶前艾灸肺俞穴区的下陷部位，这是《灵枢·经脉》"陷下者灸之"的具体应用。此处的"陷下"并非气陷证或具体表现为某一脏器的下垂，而是指肌肤腠理的凹陷。

概而言之，取穴准确，既包括精确的解剖定位，也包括了对穴区阳性反应点的准确判识。正如孙思邈在《备急千金要方》中记载："以肌肉文理节解缝会宛陷之中，及以手按之，病者快然。如此仔细安详用心者，乃能得之耳。"说明准确选穴既有规律可循，还需仔细观察相应反应点。此外，取穴时应注重姿势，或卧位，或坐位，尽可能保证患者自然放松、稳妥舒适，能够持久维持一个姿势，且充分暴露穴位。首次艾灸取穴，尽可能在专业医生指导下取穴，以保证取穴的准确性。

二、灸量充足

目前关于灸量的界定标准尚无规范可循，多数报道均认为艾灸疗效与灸量有关，即与艾炷大小、壮数、灸治时间、频率、疗程及患者耐受程度有关，但尚无界定灸法治疗有效病症的最佳灸量标准，这造成了灸法疗效的不确定。但不可忽视的是，艾灸灸量的积累，是灸法起效的基本前提。古代医家重视这个问题，强调在大病的治疗中要重灸。窦材《扁鹊心书》提出："世俗用灸，不过三五十壮，殊不知去小疾则愈，驻命根则难。"他用灸动辄一二百壮，多至三五百壮，如"中风半身不遂……灸关元五百壮""中消病……当灸关元五百壮""黄黑疸，灸命关二百壮""阴疽骨蚀，灸脐下（即神阙）三百壮"。《医宗金鉴》说："凡灸诸病，必火足气到始能愈。"也说明艾灸取效的关键在于充足的灸量。

灸量充足与否怎么判定呢？概括起来说，可通过灸感和灸后反应两方面的内容明确灸量，并以此评判艾灸的临床效果。

1. 重视灸感

先看灸感，灸感是机体对艾灸所产生的反应，艾灸过程中务必让患者产生灸感，包括温热舒适感、风吹样、蚁行感、温热的循经感传、微汗、肌肉震颤、脏腑器官的功能活动等反应。通常，施灸部位可在局部出现温热或烧灼感；少部分患者可出现风吹样、蚁行感；部分患者连续较长时间施灸，可能会有温热感循经脉向远处部位传导，感传路线的宽窄与灸量、患者体质有关；感传所到的部位可见微汗、肌肉震颤，以及某些脏腑器官的功能活动，如胃肠蠕动、鼻腔通畅等。更值得关注的是，不同证型、病程的患者，灸感亦不尽相同，而不同的灸感可以判断疾病的轻重、性质和施灸的剂量。如寒湿严重、病程长的患者，其灸感通常不强，或难以出现灸感，此时应加大灸量；而寒湿不重、病程较短的患者，往往容易出现灸感，或灸感较强，施灸时可减少灸量。

此外，艾灸时患者若出现难以忍受的烧灼、疼痛感，提示施灸部位经络不通，可在穴位附近较大范围进行回旋灸，待热能渗透入内时再加强局部艾灸；也可更换施灸顺序，先艾灸其他穴位，最后再艾灸该穴；若异常灸感仍存在，可采用局部用通幽散或局部刃针松解等方法，先疏通经络后再灸。艾条悬灸作用温和，患者接受度高，临床运用广泛，一般来说，单次单穴艾条悬灸的灸量至少需要半小时，多者两三个小时，甚至 7～10 小时，有的持续 20 小时。如治疗性恶性腹水的神阙艾灸，通常需要每天 1 小时以上、第一次 3 小时以上的灸量，灸时腹部感到温热舒适、热感向机体深部渗透，或向远端传导，艾灸后皮肤出现均匀的潮红，伴轻微汗出，可作为一次治疗灸量充足的判定标准。

2. 灸后反应

再看灸后反应，包括灸斑、灸疮、水泡等。灸斑是指艾灸后的皮肤色素沉着，一般随着艾灸时间延长，灸斑呈浅褐色至深褐色的改变。在临床中，很多患者抱怨艾灸疗效不好，此时可以让患者暴露出艾灸部位，通过灸斑判断灸量是否充足。若艾灸数月，艾灸部位皮肤没有任何改变，艾灸力度肯定不够，这是判断灸量的一个客观指标。另外，古人很重视灸疮的出现，王执中《针灸资生经》有言"凡灼艾得疮，所患即瘥，不得疮发，其疾不愈"，认为只有灸后出现灸疮，才能达到良好的治疗效果。对于不出现灸疮的患者，应加大灸量，甚至用辛辣刺激的食物做隔物等方法以促使发疮。《针灸大成》也记载"观东垣灸三里七壮不发，而复灸以五壮即发；秋夫灸中脘九壮不发，而渍以露水，熨以热履，熯以赤葱，即万无不发之理"。然而，由于直接灸形成的灸疮毕竟会有一些小的创伤，影响患者的接受度，其推广性并不高，相对来说，艾条的悬灸更受追捧。此外，采用艾条施灸的过程中，一些患者很容易出现水泡，不用惊慌，这是寒湿重的表现，也是机体排湿的途径，小水泡三两天便自行吸收，稍大的水泡用碘附消毒后刺破，放出水液，在水泡处拔罐，再刺破放出水液，可促进水泡吸收、减轻疼痛。

三、施灸有序

施灸要有先后顺序，孙思邈《备急千金要方》言"凡灸上先阳后阴……先上后下，皆以日正午以后，乃可下火灸之……卒急着不可用此例"，指出穴位施灸顺序的重要性。另外明·张景岳在《类经图翼》中认为，灸疗的顺序先后，对疾病的影响也是显著的，书中指出"凡灸法，须先发于上，后发于下；先发于阳，后发于阴"。在临床操作中，一般先灸上部、背部，后灸下部、腹部；先灸头身、再灸四肢。但在特殊情况下，需灵活运用，不可拘泥。如对气虚下陷的脱肛，先灸长强以收肛，后灸百会以举馅，如此从下往上施灸疗效更佳。

四、其他

1. 艾叶为最好的灸材
灸材包括需点燃的艾叶、灯心草、桑枝等，也有包括无须点燃但具有强刺激性的白芥子、斑蝥等，毋庸置疑，艾叶为最佳灸材，应选叶厚绒多者。艾草采集时间对其有效成分有影响，一般来说，端午前艾叶挥发油成分实际含量逐渐增加，端午当日达到顶峰，端午后又逐渐减少。且陈艾优于新艾。

2. 适宜的环境
艾灸时应选择通风、安静、舒适的场所，避免环境的嘈杂，可以播放轻柔、舒缓的音乐恬淡心志。此外，尽可能选择上午艾灸，上午人体阳气处于上升阶段，再辅以艾灸，升阳温通的效果佳。

3. 避免使用灸盒
肿瘤患者的艾灸应避免使用灸盒，原因在于灸盒艾灸的穴位精准度不够，温度也不足。

第十节　肿瘤药艾条杂谈

肿瘤患者通常都存在元气虚损，如何迅速使肿瘤患者恢复元气，一直是肿瘤界亟待解决的难题。缘由不同肿瘤及其并发症病因病机不尽相同，需要加用不同中药来提高疗效，药艾条是肿瘤患者治疗所必备的，而且要根据辨证选用不同穴位以提高疗效。如此药灸相关穴位可以很好解决肿瘤许多难题。

一、抑瘤

阴证或平证肿瘤的用药：肉桂末 90g（单包），麝香 1g（单包），川椒目 90g，川乌 90g，草乌 90g，海浮石 120g，海藻 120g，当归 90g，壁虎 90g，山慈菇 90g，蜈蚣 30g，猫爪草 90g，夏枯草 120g 等。非腹盆腔肿瘤可加青皮 90g，乳香 90g。煎煮法：肉桂研细末，过筛，留极细末与麝香混匀备用；其余药煎两次，去渣，留汁浓缩成稠膏如蜂蜜状（药汁可用微波炉去水分），药冷却后加肉桂、麝香，混匀，备用。每次取少许，涂在大块橡皮膏上，敷在肿瘤体表部位，每次 6～10 小时，每日 1 次。副作用可见皮疹、少数水泡、渗液，严重者可停用几天，待皮疹消失后再用，出现皮疹者加苯海拉明霜，出现渗液者加马齿苋。本法可治疗皮下、四肢、胸腹盆腔肿物，腹盆腔肿瘤大网膜切除者不建议应用。

阳证肿瘤的用药：肉桂末 90g（单包），川乌 10g，海浮石 120g，海藻 120g，壁虎 90g，山慈菇 90g，蜈蚣 30g，猫爪草 90g，夏枯草 120g，重楼 60g，苦参 60g 等。非腹腔可加青皮 90g、乳香 90g。煎煮法、用法同上。

配合艾灸，灸敷在局部的药膏，可以事半功倍。

二、改善骨髓抑制

西医升白细胞、升红细胞、升血小板时需应用不同的药物，中医治疗骨髓抑制时也要仔细辨证，不能用补气血、补肝肾统言之，需仔细明辨。"阳易骤升而阴难速成"，白细胞与阳气有关，红细胞、血小板与阴血有关，而且白细胞有吞噬消灭细菌功能，卫阳有卫外防御功能，白细胞类似中医的卫阳。卫阳源自肾，通过肺外布于表，那么可以通过用温阳补气药物升白细胞，滋养阴血药物升血小板、红细胞。但血小板、红细胞是有区别的。红细胞携带氧气、供给脏腑组织营养，类似中医的营血，而血小板止血与中医的脾统血、肝藏血有关，所以升红细胞应注重滋阴补肾兼健脾，升血小板应注重补脾养肝滋肾、滋补阴血凉血。同时也要对白细胞与红细胞同降、白细胞与血小板同降、红细胞与白细胞同降、白细胞红细胞血小板同降进行中医辨证，在艾灸时辅以辨证用物，往往能收获较好的疗效。相关穴位在后面有详细论述。

三、治疗癌痛

癌痛与疼痛病机是相同的，只是瘀阻轻重程度和正虚程度不同，艾灸可以温补元气、理气活血以止痛。艾绒中加入理气活血中药如立笑艾可以加强治疗癌痛的力度。

四、治疗恶性积液

近代中医治疗恶性积液多从五脏调治，相对繁琐且疗效不佳。其实仔细研读《素问·至真要大论》的"诸病水液，澄澈清冷，皆属于寒"，治疗就变得很简单了。"水不是水，是寒"这是治疗思维的突破，予以艾灸散寒，疗效显著。如治疗腹水用生黄芪 10g、细辛 3g、川椒目 10g、桂枝 10g、龙葵 10g 等药，研成细末。每次取少许，敷于神阙穴，点燃药艾条"离照艾"灸之，首次灸 3 小时，随后每次灸 1～2 小时，灸后将药留在神阙穴，每日 1 次，取效迅捷。此外，我们运用离照艾艾灸虚里治疗心包积液、艾灸百会治疗脑积水、艾灸肺俞、期门、章门、大椎等穴治疗胸水等也有很好疗效。

第十一节　艾灸市场现状与前景

2016 年 10 月，《"健康中国 2030"规划纲要》就明确提出健康服务业总规模分别于 2020 年和 2030 年超过 8 万亿元和 16 万亿元。"健康中国"战略成为我国医疗健康产业发展的重要引擎。

《规划纲要》提出向全生命周期和全方位健康保障的转变。中国医学科学院北京协和医学院公共卫生学院院长刘远立指出："如果仅仅将健康的追求等同于医疗治病，不加强预防，就难以应对严峻的健康国情。"因此，《规划纲要》

提倡从健康生活入手，帮助人们掌握科学的健康知识和技能、养成良好的生活习惯，这是对疾病挑战最直接、最积极主动的应对。

国家守护人民健康的决心，与人民日益增强的健康养生的观念和需求不谋而合。如今，人们越来越关注自己的身体健康与生活质量，全国上下掀起了一股"养生热"的大潮。中国人逐渐摒弃了过去"小病扛、大病等"的观念，健康观念从疾病治疗上升为主动管理。养生不再是老年人的专属活动，中年人、青年人乃至青少年都积极加入"养生大军"。其中，更是以中医养生最受大家欢迎，食疗、中药、针灸、推拿等中医养生方式已逐步走入寻常百姓家。

恰恰国人追求高营养，是指过食高脂肪、高蛋白食物，癌症发病率近二十年猛增，接近欧美发达国家水平，这与我们饮食西方化密切相关。大家要清楚，我们饮食是为了提供足够的能量，过多进食不易消化食物，这些食物囤积于体内，不仅不能补充能量，反而会消耗更多体内能量。若论补充能量，艾灸是相当简单、实用、快捷的方法，而且不会造成食物堆积体内。过食高脂肪、高蛋白食物容易形成代谢相关疾病，如糖尿病、心脑血管疾病与癌症等，使用艾灸就可以预防这些疾病，而且艾灸可以很好治疗这些代谢疾病。不仅代谢性疾患，对于消化系统、呼吸系统、泌尿生殖系统、妇产科疾患、皮外科疾患等艾灸都有明显疗效。

相对于中药、推拿、针刺，艾灸是最简单、经济、便捷的一种养生方式，长期以来走在健康养生潮流的最前端。一棵小小艾草爆发出来的能量是无止境的，蕴藏着巨大的商业价值和治疗能力。根据新思界产业研究中心发布的《2021—2025年中国艾灸市场可行性研究报告》显示，因艾灸具有治疗与预防疾病优势，符合国民养生保健需求，并且其发展历史悠久，更易被大众接受，其市场需求快速扩大。2015～2020年，我国艾灸产业规模年均复合增长率达到15.9%，2020年产业规模达到570亿元左右。艾灸养生产业的消费群体潜力巨大，艾灸养生成为市场热门赛道。

我国艾灸产业发展具有得天独厚的天然优势，但仍存在诸多短板，限制了其蓬勃发展。如种植业在保障收益上还有很多短板，科技化、标准化、机械化水平低，导致产量低、品质参差不齐、人工成本高；科技研发投入严重不足，主治疾病尚缺乏大数据支持；品牌多而杂，企业规模小而散，同质化竞争严重；

服务业在艾灸养生上还不规范，艾灸培训规范化、艾灸服务标准化、艾灸养生品牌化还有很大进步空间。

　　艾灸产业作为我国中医药产业的重要组成部分，快速发展的同时正逐渐成为全球医疗保健市场的宠儿，除日韩以外，欧美等国也渐渐兴起了艾灸养生热潮。如能解决艾烟以及整理发掘艾灸优势病种，艾灸极有可能与针刺一样作为中国文化的名片走向世界新引擎。

第十二节　开拓艾灸国际市场的要点与思路

一、开拓艾灸国际贸易合作平台通道

　　2016 年底国务院发布的《中国的中医药》白皮书指出，中医药发展已上升为国家战略，中医药事业进入新的历史发展时期。据估算，全球中医药市场产值达 500 亿美元，中医药海外发展具有广阔的发展前景。据统计，我国相继与外国政府、地区组织签署了 86 个专门的中医药合作协议，其中绝大多数分布在"一带一路"沿线国家，为开展"一带一路"中医药合作搭建了交流平台。如利用艾灸在操作方便、养生保健等优势，借助"一带一路"合作平台，将为中医药及中华文化传播做出重要贡献。

二、加强艾灸优势病种循证医学研究，提升艾灸国际影响力

　　近年来，日本兴盛了一股"艾草药枕"的潮流，做法是将艾叶捣碎、烘干后，制成枕头。这样的枕头具有除臭除虫、治疗头疼、消除疲劳的功效，被日本消费者所认可。单这一项，每年日本就要从我国采购 2000 吨以上的艾草。

　　相比于针刺的国际知名度，艾灸在临床中的疗效尚未得到国际的广泛认可，仍有待提高。艾灸的养生功效自然是毋庸置疑的，但其在临床中的疗效也不容忽视，其功效可延伸到内、外、妇、儿等临床各科。尤其是在肿瘤治疗领域，

艾灸在改善肿瘤患者基础免疫功能、改善放化疗骨髓抑制等国际前沿难题的疗效确切稳定，需要联合国际同行进行循证医学研究。以疗效带动市场，是开拓艾灸国际市场的关键环节。同时开展艾灸改善基础免疫的基础研究，明确其作用机制，引领相关领域前沿研究，为艾灸进入国际市场铺路。

三、提高艾灸产品质量，打造国际驰名品牌

艾灸产业的发展从最根本就是艾。只有保证了源头原料质量，才能使得艾灸产业蓬勃发展。以艾条为例，艾条中的艾绒是将艾叶反复晒杵、捶打、粉碎，筛除杂质粉尘后得到的软细如棉的艾叶纤维。艾绒的等级比例是指从干燥叶中提取出来的纯度比例：最高级品约 3.0% ～ 3.5%，高级品 4%，中级品 5% ～ 6%，下级品 7% ～ 10%。等级越高说明艾绒的纯度越高，质量越好。目前来看，艾叶品质控制和加工方式还有很大的进步空间。因此，模拟烟叶、烟丝、包装纸、阻燃速度等烟草相关标准来制定严格统一的艾叶质量 ISO 标准，打造质量稳定的国际驰名品牌，将有利于艾灸国际市场的开拓。

四、提升艾灸产品深度开发创新能力

目前艾灸产品深度开发创新能力不够，导致市场同质化产品扎堆，包括艾条、艾叶精油的提取，这些都是比较初级的加工项目，这些艾产品的制作技术含量都比较低，都主要以养生保健为主，涉艾产品的种类太过于局限。深度研发人才的空缺也造成了艾灸在医疗方面没有较大的突破，大大限制了艾灸在国际医药行业的发展空间。目前国人应用清艾条较多，药艾条研发与应用明显不足，也应该加大药艾条的开发创新应用。

五、加强艾灸知识普及，增强艾灸国际认同度

客观地讲，不仅艾灸的市场价值被严重低估了，而且艾灸的应用价值也被严重低估了。艾灸产业主要在基层艾灸馆，从业人员对艾灸知识掌握不多，很

难应用中医理论指导艾灸，缺乏对艾灸的传承创新。艾灸作为传统中医药重要组成部分，传承创新应该在三甲医院（包括三甲中医院），遗憾的是艾灸在三甲医院没有生存空间，在大医院艾灸是件受累不讨好的事，操作时间长、收费低，且很多医院没有艾灸治疗室，缺乏实战的三甲医院针灸科大夫很难对艾灸传承创新、发扬光大。这就需要对艾灸有真知灼见的医生做艾灸知识普及。如能加强艾灸知识普及，不仅能迅速提升国民健康体质，随之而来的是也增强艾灸国际认同度。

六、提升艾灸设备智能化，推动艾灸普及

目前艾灸仪器琳琅满目，但多是低水平重复竞争。随着人工智能在各行业普及，艾灸机器人进入了行业研究者视野，但目前艾灸机器人缺乏大数据收集、艾烟自动化处理、穴位模拟精准认定、温度控制、补泻等技巧系统操控，缺乏某些疾病如肿瘤专业机器人。如能做好艾灸设备智能化，不仅减少劳动力成本支出，更能保证疗效，更容易推广普及。

第二章

艾灸：守护癌症患者新生命周期

——本部分内容视频见『华佑众生工作室』

第一节　治癌灸法介绍与注意事项

　　随着人口老龄化、工业化及城市化进程的加快以及进食过多高脂肪、高蛋白、高糖饮食，恶性肿瘤已成为威胁人类健康和生命的主要因素之一，防癌治癌已成为全世界医学领域的重要课题和迫切任务。虽然政府大力推广肿瘤预防和控制工作，在肿瘤危险因素的控制、癌症的筛查和早诊早治、癌症的规范化诊疗做出了大量工作，取得了较好的疗效，但目前仍面临癌症发生率和死亡率持续上升、癌症患者数量巨大、癌症患者 5 年生存率低的严峻现实，癌症防治工作任重道远。

　　西医学在肿瘤预防方面明显不足，仅仅通过影像学、肿瘤标记物、防癌基因筛查等早防、早治是远远不够的，必须加强从饮食、生活习惯、心理状态等方面预防才更有意义。

　　西医学在肿瘤治疗方面过度强调肿瘤微环境和肿瘤细胞，殊不知肿瘤免疫微环境是肿瘤细胞发生发展转移的关键因素，而且肿瘤免疫微环境与骨髓免疫微环境息息相关。骨髓免疫微环境与中医肾气、元气密切相关，肾主骨生髓，许多免疫细胞如粒细胞、T 与 B 细胞、肥大细胞、红细胞等来自骨髓，肾气的盈亏决定患者免疫功能强弱。

　　曾有一幅漫画说明中西医区别，说池子里鱼病了，西医只给鱼治病，中医还会治理鱼所在池子里的水，这形容得很到位。西医学已经认识到了，最后能彻底治愈癌症的是免疫治疗，我们不能仅仅治疗张牙舞爪的癌瘤，更要改善患瘤躯体的免疫功能。我经常说治疗肿瘤不能以仅仅攻下城池（瘤体缩小消失）为目标，要以长期占领这个城池（瘤体不复发转移）为目的。

　　肿瘤患者本身免疫功能低下，再加上放化疗、某些靶向药物均损害免疫功能，即使在外因（放化疗、靶向治疗）攻城略池中癌瘤缩小或消失，如此羸弱的免疫细胞也无力防治其复发转移。如何快速恢复肿瘤患者基础免疫功能是当务之急，也是全球肿瘤工作者研究的前沿难点问题。

　　艾灸具有快速回阳救逆、补精填髓功能，在历代屡治重病、起沉疴，张景岳就指出"凡坚硬之积，必在肠胃之外，募原之间，原非药力所能猝至……然此坚顽之积，非用火攻，终难消散，故莫妙于灸"，古人将肿瘤多称为"积""癥"，原意是坚硬的肿瘤，本不是药物所能奏效的，不用火热之物肿瘤很难消散，火热之物以艾灸最妙，他高度称赞艾灸在肿瘤类疾病治疗中的重要作用。近现代先贤承淡安在《中国针灸学》里记载了艾灸治疗子宫内膜癌和胃癌的验案，更是强调"伟者艾灸，药石难及"，其力可拔山河，绝非草木、针砭之物所能比。难怪窦材所言"保命之法，灼艾第一"。惜医者识"艾"治"癌"者寥寥无几。

艾灸不仅可以回阳救逆、补精填髓以改善患者虚弱之体，还可以温经散寒、行气活血、消瘀散结、拔毒泄热等，其作用契合肿瘤局部病机"气血瘀滞、痰湿蕴结、毒聚热凝"。艾灸抑瘤体现在全身与局部结合、扶正与抗癌结合。清代张振鋆提出治疗肿瘤"宜薄贴以攻其外，针法以攻其内，艾灸以消散固结，佐其所不逮也"，特别强调肿瘤局部艾灸可以让肿物消散，弥补针刺与药贴不足。艾灸治疗肿瘤也绝非"凡病药之不及，针之不到，必须灸之"，即使针药可及，也当必须灸之。

现代大量临床研究表明，灸法可以抑制肿瘤的生长，延长生存期，防治放化疗所致的毒副作用，提高放化疗疗效，缓解临床症状，减轻患者的痛苦，是一种有效的治疗肿瘤及其并发症的方法，同时也是肿瘤手术、放化疗后调养的有效疗法。

"针须师乃行，其灸则凡人便施"，艾灸疗法较针刺操作简单易学、安全，已成为日常居家保健治病的重要措施，不少肿瘤患者也选择了日常的艾灸治疗，但如何更好地发挥艾灸的疗效呢？我采用艾灸疗法治疗肿瘤二十余年，在临床中积累了丰富的治疗经验，收获了很好的疗效，现整理成册，为广大肿瘤患者及从事肿瘤治疗的中医师提供指导。

一、治癌灸法介绍

目前我们运用艾灸治疗各类肿瘤的方法主要有艾条灸法、艾炷灸法和隔药灸法。

艾炷灸法是将艾炷直接或间接置于穴位上，分为直接灸法和间接灸法。施灸时每燃烧完一个艾炷为一壮。艾炷灸法较为温和，因其不固定于皮肤，对体位有要求，多采用督脉灸，主要用于虚损疾病，需要医者操作。

艾条灸法是点燃艾条后在穴位或病变位置进行熏灼的方法，根据艾条不同的操作方法，可分为温和灸、雀啄灸和回旋灸。艾条灸法穴位不受限，热力较为持久，可适用于各种疾病和病症。我们团队多采用雀啄灸，直接灼热相关穴位，当皮肤温度难以耐受时，稍微提起艾条，待温度稍减，立即原部位艾灸，让热力持续，而非传统雀啄灸法。

隔药灸法是外敷药物后再进行艾条或艾炷灸法，主要涉及神阙等穴位，适用于白细胞减少、腹水、疼痛、便秘、腹泻等。

二、治癌灸法须知

1. 灸量

灸量是施灸时灸火在皮肤上燃烧所产生的刺激强度，理论上刺激强度与艾灸时长、艾条（艾炷）数量以及治疗的频次正相关。

"灸，久火也"，周楣声先生在《灸不离宗赋》中提到："夫灸者，久之用也，久者，灸之法也。灸必须久，效由久生，从火从久，灸义可征。"陈日新教授也提到了火足气到方为灸。对于艾灸时间，不仅要求单次艾灸的时长，对艾灸次数及艾灸疗程也有一定量的要求，这样方能达到满意的疗效。

艾绒燃烧产生温热刺激是艾灸最基本的特性，无论哪种艾灸疗法，都是借助艾灸的温热刺激及艾火发挥作用，可见艾灸温度对于疾病治疗的重要性。吴谦在《医宗金鉴》中提到："凡灸诸病，必火足气到，始能求愈。"

大量研究表明，适宜的温度刺激是艾灸取效的关键因素之一，不同的灸法及灸量对穴位局部温度的改变也有不同的特征，产生不同的疗效。恶性肿瘤疾病较为特殊，对灸量和艾灸温度自然要求颇高。有研究者对古代医史文献进行研究，古代灸法治疗肿瘤类疾病时灸炷宜大，壮数宜多，疗程宜长，且需辨证施灸。

大家往往忽视辨证施灸，或者因为辨证施灸很难，或者更多艾灸医生不懂肿瘤辨治，所以效果多不显。曾有一南京卵巢癌并发腹水患者，药灸神阙穴数日腹水未减，一日查房，触其小腹冰冷，遂令主管医生药灸中极穴，一次水减，数日水消。可见辨证之重要。

我们在临床中观察到肿瘤患者的艾灸治疗需加大艾灸的力度，包括灸量、艾灸温度和艾灸的频次，方能达到满意的疗效。在艾灸治疗肿瘤及其并发症中，我们一直秉行重灸的理念，合理运用艾灸疗法结合精准辨证为肿瘤患者解决了一个又一个的痛苦与难题。

为此我们治疗肿瘤的艾条选用优质艾绒，规格为 3cm×20cm，根据肿瘤患者实际病情，每日至少一根艾条，艾灸时间一个半小时左右。

2. 艾灸局部温度

肿瘤患者对艾灸温度有特殊要求，肿瘤细胞在 43℃时仅仅造成亚致死性损伤，只有达到 60℃才会致死性损伤，我们曾在艾灸皮肤局部测试温度，可高达 55℃左右，且患者耐受好。达到如此温度患者可以耐受要求艾绒质量足够好，而且长期应用必须应用通幽粉增加局部穿透性才不至于烫伤。

许多患者不会艾灸，艾灸时感觉到热就将艾条拿开，这样往往达不到治疗作用，有时适得其反。为此我们在"华佑众生"公众号详细介绍艾灸操作细节及处理方案等。

3. 艾灸设备

市面上艾灸设备很多，更新换代也很快，对艾灸提供了很多方便。这些艾灸设备普通患者可以用，但我们不推荐肿瘤患者使用。原因有三：第一，艾灸盒等艾灸设备固定不牢容易移动，可能会偏离穴位；第二，随着艾灸时间的推移，艾灸设备的艾灸温热传导作用会明显减弱，始终达不到艾灸治疗肿瘤的热度，这样热力、力量、穿透力是不够的；第三，艾灸设备的温度不好调控，且维持较高温度时间很短，对于肿瘤患者来说，艾灸的温度是很关键的。

避免手持艾灸过度劳累，可用起固定作用的艾灸架。

此外，我们主张用纯艾艾灸，而不主张用一些红外线仪器，艾灸的温热作用和穿透力很强，而且艾烟也有治疗作用，所以肿瘤患者艾灸必须用纯艾。单纯仪器的话，一般有红外线的作用，就是简单温热的作用，但穿透作用较弱，对穴位刺激不是很强，所以对于肿瘤患者，我们不太主张使用温热仪器。

4. 灸者当凝神聚气

肿瘤患者多自己艾灸，或者家属艾灸，其间经常聊天、看手机，不能聚精会神，取效较差或较慢。古人强调针灸前中后要聚神、治神。《素问·宝命全形论》说："凡刺之真，必先治神。"《金针梅花诗钞》又说："病者之精神治，则思虑蠲，气血充，使之信针不移，信医不惑，则取效必宏，事半而功倍也。"可见"治神""守神"在针刺治疗过程中对针者和患者皆具有重要意义。此处虽论针刺，灸者也当如此。

窦汉卿要求医者做到"目无外视，手如握虎，心无内慕，如待贵人"。又说："凡刺者，使本神朝而后入；既刺也，使本神定而气随。神不朝而勿刺，神已定而可施。"要求医患"专意一神，精气不分"；若神不守舍，则易使气血紊乱，经气难守，影响治疗效果。

5. 灸疮及灸后调护

灸疮是用艾炷直接灸灼穴位，从而使灸处皮肤起泡而出现的无菌性化脓状态，又叫灸花。灸疮出现与否是瘢痕灸成败的关键，《太平圣惠方》中说："灸炷虽然数足，得疮发脓坏，所患即瘥；如不得疮发脓坏，其疾不愈。"强调治病要发泡灸。《针灸易学》中也提到："灸疮必发，去病如把抓。"都足以说明灸疮的出现是艾灸起效的关键所在。因为目前人们对美感的追求以及对艾灸知识的欠缺，导致瘢痕灸很少应用于临床。但由于肿瘤患者艾灸时间较长、力度较大，即便用艾条悬灸也往往会出现灸疮，因此肿瘤患者艾灸后需注意灸后护理。

我们建议肿瘤患者艾灸前后饮用适量温开水，在艾灸穴位之前可先艾灸中脘穴 10 ～ 15 分钟，以起到疏通气机的作用。对于湿气较大的肿瘤患者，艾灸后局部易出现水泡，且艾灸时间长后局部容易出现瘢痕，甚至破溃流脓，出现此现象后不必过分担心，水泡可用无菌针挑破，再在起泡部位拔罐半小时，让液体尽量吸出，用针再次挑破，如此不再容易起泡。注意每天消毒，保持局部环境干燥清洁。严重者在注意消毒清洁的同时可外涂烧伤膏或玉红膏，或者鸡蛋黄煎油外涂，外用纱布贴敷，避免与衣服摩擦。

初次施灸后可能会出现低热、疲倦、口干或全身不适的现象，一般不需要特殊处理，多次施灸后上述症状可消失。肿瘤患者因艾灸时间长、力度大等出现的口渴、尿黄、便秘、口舌生疮等，可在双侧耳尖或大椎刺血以泻火邪。

艾灸后患者要注意调养，保持良好心态，切不可情绪过于激动或压抑；饮食宜清淡，避免肥甘厚味，不可过劳。民间流传的灸后调养的口诀是：灸后风寒须谨避，七情莫过甚起居，切忌生冷醇厚味，唯食素淡最适宜。《针灸大成》中介绍了灸后调养的注意事项："灸后不可就饮茶，恐解火气；及食，恐滞经气，须少停一二时，即宜入室静卧，远人事，远色欲，平心定气，凡百事俱要宽解。尤忌大怒、大劳、大饥、大饱、受热、冒寒。至于生冷瓜果，亦宜忌之。惟食茹淡养胃之物，使气血通流，艾火逐出病气。若过厚毒味、酗醉，致生痰涎，阻滞病气矣。"此对艾灸后调养有很强的指导意义。

第二节　癌症患者需要功能艾条

肿瘤乃大病，绝非普通草木、针砭所能解决，需力拔山河之"艾"助力；肿瘤乃难病，须明辨其核心病机方可有效，艾条（全国各地艾有效成分比例不同，其作用不尽相同）加药两者合璧方能克坚。我临证30余年，仔细明辨肿瘤核心病机，拟定六神艾，临床每每取效，细述如下。

离照艾：具有温阳利水的作用，主要用于治疗恶性肿瘤导致的腹盆腔积液、胸腔积液和脑积水等

升白艾：具有补精填髓、补气养血的作用，主要用于放化疗、靶向治疗后骨髓抑制、白细胞减少、红细胞减少等。

状元艾：具有健脾益肾的作用，主要用于改善肿瘤患者免疫功能下降、乏力等。

麻麻艾：具有温阳通络的作用，主要用于治疗化疗后手足麻木，以及痛风患者。

立笑艾：具有温通止痛的作用，用于治疗肿瘤导致的各种疼痛，以及颈腰椎病患。

黄金艾：具有回阳救逆、理气活血作用，多用于肿瘤患者调护。

此外艾力量虽强，但也有不足，可根据肿瘤及其并发症核心病机选用不同药物，在贴敷相关穴位或肿瘤表浅部位后再施予艾灸，取传统隔物灸之意，摒弃传统隔物灸的药物单一不足，采用中药合方力量，达到精准治疗，起到事半功倍作用，也发挥了隔物灸的内涵。

第三节　开穴、封穴助力艾灸疗效

一、开穴

艾灸时，有些患者皮肤感觉灼热疼痛或者非艾灸部位胀闷难耐，这时候需要开穴。开穴是为了增加艾灸效果，减少不必要的副作用。开穴我们主要采用针刺或局部敷药两种手段。

1. 局部敷药

部分患者不能耐受艾灸，艾灸一靠近皮肤就觉得灼热疼痛，这往往是穴位局部瘀堵，可用通幽油在穴位局部外涂，利用药物作用和渗透力开通穴位，患者就容易接受艾灸，不再疼痛。

2. 针刺

分局部针刺、远处针刺。如穴位局部不能耐受艾灸，可用刃针在穴位部位逐层松解，之后艾灸不易疼痛难耐；如胃癌、胰腺癌、肝胆肿瘤患者，艾灸时往往腹部胀闷、气窜等，这时往往巨阙等穴位有瘀堵，可用刃针松解巨阙、针刺期门等穴，针刺后可继续艾灸。

此外，为了提高疗效，可在艾灸前开四关（合谷、太冲），通过开穴，帮助打开经络的大门，激发经气，最终达到良好的效果。

二、封穴

艾灸之后要封穴是许多患者不知道的，封穴是艾灸后必须做的。我们采取的是艾油数滴、温水少许、艾灰（佑生艾卷纸是用艾绒匀浆所得）混匀成糊状，涂在艾灸过的穴位上，外置棉纱或纱布固定 6 小时。其不仅防止寒气通过穴位入侵肌肉、经络、脏腑，而且通过艾油、艾烟的温热力量持续作用于穴位，持久发挥艾灸效果。

建议大家要封穴，毕竟这是非常重要的。高品质的艾灰如绸缎细润，不会对艾灸局部皮肤造成损伤。

第四节 肿瘤患者灸后调护

我特别强调肿瘤患者要艾灸，艾灸的作用远比食物补养重要。殊不知我们饮食西方化造成肿瘤高发，同时多数肿瘤患者脾胃消化能力差，过多进食高脂肪、高蛋白反而促进肿瘤进展与转移。更甚者，经过放化疗后相当数量患者哪怕稍多进食面食也会胃部不适。我们进食是为了补充人体所需能量，艾灸可以迅速补充人体所需能量，且不会促进肿瘤复发转移。

为了发挥艾灸调补作用，灸后调护也非常重要，除了本书前面所讲的封穴外，还要一些生活细节需要关注。

第一，灸后不可饮冷茶、饮料、生冷水果，可以喝 100 ～ 200mL 温开水或温红茶。

第二，灸后两小时勿进食，宜静卧，安神，不可看动情视频。

第三，灸后两小时内不宜外出，要避风寒。

第四，当日进食宜温热、清淡易消化食物，绝不可过食厚味、酗酒、过饱等。

第五，艾灸尤忌大怒、深思、过忧、过悲恐、大劳、大饥、过热，也当忌房事。恐其损伤阳气、化生痰涎、阻滞气机碍邪外出。

第五节 艾灸治癌机理

一、艾的作用

清代吴仪洛《本草从新》云："艾叶苦辛，纯阳之性，能回垂绝之阳，通十二经，走三阴，理气血，逐寒湿，暖子宫，以之灸火，能透诸经而治百病。"清代吴亦鼎在《神灸经纶》中记载："夫灸取于火，以火性热而至速……灸者，温暖经络，宣通气血，使逆者得顺，滞者得行。"艾灸作为我国传统中医治疗方法之一，在防治各种疾病中发挥着极为重要的作用，因此古代有"灸治百病"之说。

癌症在古代又称癥瘕、积聚、伏梁、痞块、痃癖、乳岩、瘿瘤等，主要由气虚、气滞、血瘀、寒凝、痰郁等胶结形成。艾灸壮元阳、理气血、逐寒湿、通经络、散郁结，自古就被用于治疗癥瘕积聚等肿瘤类疾病。如《针灸资生经》发背篇："凡发肿至坚有根者，名曰石痈。治法当上灸之百壮，石子当碎出，如不出，益壮乃佳……乡里有善治发背痈疽者，皆于疮上灸之，多至三二百壮，无有不愈。"《针灸逢源》："凡人饮食无节……结成痞块，必在肠胃之外，膈膜之间，故宜用灸以拔其结络之根。上脘、中脘、通谷、期门（灸积块在上者），肾俞、天枢、章门、气海、关元、中极（灸积块在下者），脾俞、梁门（灸诸痞块）。"《本草品汇精要》："发背及痈疽恶疮肿核等，若初觉皮肉间有异，知是必作疮者，切大蒜如铜钱浓片安肿处，灸之不计壮数，其人被苦初觉痛者以痛定为准，初不觉痛者灸至极痛而止，若是疣赘亦如此灸之便成痂自脱，其效如神。"《先哲医话》："妇人经闭成瘕者，成鼓胀者，灸肾大小肠膀胱诸俞及腰眼，至十万壮以上，则必效。"

人们往往忽视艾烟作用，艾烟不仅能抗细菌、真菌、病毒，还可以镇咳平喘，在肿瘤局部艾灸艾烟可透过皮肤协助艾灸散结消肿、促进溃烂部位愈合。

艾油的作用有舒筋活络、散寒祛湿、止咳化痰等，艾油是艾烟产生的主要成分，提取后的艾油可以在艾灸之前涂在相应穴位减少烫伤，明显促进疗效；而且在烫伤后挤出液体，涂上艾油可促溃破处愈合。

好的艾灰可和艾油混合，涂在艾灸部位以封穴，不仅减少烫伤机会，还可以保持穴位温热刺激，使艾灸作用持久。

二、腧穴作用

腧穴是人体脏腑经络之气输注出入的特殊部位，不仅是疾病的反应点，更重要的是疾病的治疗点。腧穴的作用主要表现在两方面，一是位置，"腧穴所在，主治所及"，腧穴具有近治的作用。腧穴与其深部组织器官有着密切的联系，可沟通内外，通过腧穴调和脏腑、协调阴阳可达到防治疾病的作用；二是经络，"经络所过，主治所及"，腧穴具有远治的作用。腧穴是人体经络循行路线上的气血聚集点，通过刺激特定的腧穴，可以激发所在经脉的经气，达到疏通经络、调和气血的目的。

自古以来艾灸治疗肿瘤非常重视穴位的作用。如《千金翼方》中对癥瘕治法："小腹坚大如盘盂，胸腹中胀满，饮食不消，妇人癥聚瘦瘠，灸三焦俞百壮，三报之。灸内踝后宛宛中，随年壮，灸气海百壮。久冷及妇人癥癖，肠鸣泄利，绕脐绞痛，灸天枢百壮，三报之。"又如《针灸逢源》："凡人饮食无节……结成痞块，必在肠胃之外，膈膜之间，故宜用灸以拔其结络之根。上脘、中脘、通谷、期门（灸积块在上者），肾俞、天枢、章门、气海、关元、中极（灸积块在下者），脾俞、梁门（灸诸痞块）。"在这里需要强调的是，治疗肿瘤不仅仅是药艾条作用，还有腧穴作用，治疗肿瘤及其并发症选穴很关键，这是一般艾灸师或者非肿瘤医师所不具备的。

三、经络传导作用

经络是经脉和络脉的总称，由经脉、络脉、十二经筋和十二皮部所组成，在内连属于脏腑，在外连属于筋肉、皮肤，沟通脏腑与体表，将人体脏腑、组织、器官联结为一个有机的整体，并借此行气血、营阴阳，具有沟通表里上下、联系脏腑、通行气血、濡养组织器官、调节脏腑机能等作用。艾灸正是借助补养元气、通行三焦、濡养脏腑，恢复脏腑、组织、筋膜、肌肤功能，使其恢复年轻态，使"正得补、邪方祛"。

"经脉者，所以能决死生，处百病，调虚实，不可不通"，经络是人体通内达外的重要通道。艾灸可以通过刺激某些穴位，借助经络传导作用，以疏通经气，调节人体脏腑气血功能，达到防治疾病的作用。在肿瘤的治疗中，对不同的肿瘤疾病需辨证论治，辨证归经取穴，借助经络传导作用，以达到更好的治疗效果。

我们非常关注任脉、督脉在肿瘤治疗中的重要作用，尤其督脉统领一身之阳气的作用，要充分利用脊髓传导，身柱、命门是常用穴。任脉的中脘、神阙、关元穴是常用穴。膀胱经的腧穴也是必选穴位，如膏肓、肺俞、三焦俞、脾俞、肾俞等。

四、改善免疫功能

肿瘤免疫微环境与骨髓免疫微环境息息相关，肿瘤免疫微环境关乎肿瘤发生、发展、转移，肿瘤内部免疫细胞绝大多数来自骨髓免疫细胞。肿瘤细胞要生长，首先释放趋化因子，进入骨髓，让不成熟骨髓免疫细胞释放出来，汇集到肿瘤周围，促进肿瘤生长转移。可见只有保护好肿瘤患者骨髓才能改善肿瘤免疫微环境。

白细胞内部有粒细胞、淋巴细胞，这些都是抗癌主力军。艾灸升白不仅解决免疫细胞数量问题，而且还很好地解决免疫细胞质量功能问题，可以很好解决肿瘤患者基础免疫问题。

艾灸的作用不止如此，还可将免疫抑制细胞改邪归正变为免疫辅助细胞，让原本帮助肿瘤的免疫抑制细胞改为攻击肿瘤的免疫细胞，如艾灸能促进肿瘤相关巨噬细胞由 M2 型（坏的）向 M1 型（好的）极化；调控 Treg 细胞（抑制性 T 细胞的一种功能亚群）的免疫抑制作用；削弱肿瘤相关成纤维细胞的促肿瘤功能等。

艾灸改善免疫有三大功能：①可增加免疫辅助细胞数量和功能；②可保护骨髓免疫微环境，不被肿瘤细胞诱导变坏；③可让部分免疫抑制细胞改邪归正，协同抑瘤。

第六节　艾灸治疗肿瘤并发症

一、癌性发热

取穴：百会、大椎。

灸法：悬灸。

次序：先灸百会，再灸大椎。

艾条：黄金艾条。

灸量：每个穴位艾灸半小时，每天 1 次，以皮肤耐受为度。

理说：癌性发热属于非感染性发热，为肿瘤相关或在治疗肿瘤过程中出现的发热，是肿瘤患者常见的临床症状之一，在肿瘤患者发热病因中排在第二位。癌性发热多见于老年男性，最常见于原发性肺部肿瘤患者，消化道肿瘤患者次之，临床表现为定时发热，多为低热，持续时间可达数周以上，抗生素治疗无效。其致病机理不详，主要采用物理降温及退热药物如非甾体抗炎药或糖皮质激素治疗，不能长期使用且副作用较大。

癌性发热属于"内伤发热"范畴，在临床中多发生在午后或傍晚，且多为低热。癌性发热多以阳气亏虚为基本病因病机，肿瘤对机体的消耗及临床上过用寒凉药物，导致肿瘤患者多为阳虚阴寒内盛；午后阳气渐衰，加之临床表现为发热欲近衣，形寒怯，四肢不温兼少气懒言、倦怠乏力等，治疗上应温阳益气。艾灸疗法可温经散寒、调和阴阳，且简单易行，经临床证实可有效治疗癌性发热，值得进一步推广。选穴为百会和大椎两个穴位，艾灸时顺序很重要，需先艾灸百会穴，再艾灸大椎穴，每个穴位半小时即可。百会穴为诸阳交汇的场所，先灸百会穴旨在快速提升阳气；次灸大椎穴快速退热，大椎穴是退热要穴，先聚后散，扶正祛邪。

特别说明：肿瘤患者肺部感染也是肿瘤患者发热常见原因之一，为迅速控制肺部感染，可以在两侧肺俞穴用黄金艾艾灸，直至穴位部位出现浓密性汗液方可停止艾灸。每日 1 次，直至肺部感染治愈。

典型病例

案例 1：艾灸治疗化疗后白细胞低下发热验案。（除特殊注明外，本书医案均为黄金昶老师本人医案）

患者男，53 岁，北京人。2008 年 10 月初就诊，小肠低分化腺癌术后复发，化疗后白细胞降至 $1.4×10^9$/L，粒细胞仅为 $0.7×10^9$/L，患者无力、发热，体温在 38.0 ～ 38.9℃ 波动，因无感染迹象，不宜用抗生素，只好采取中医办法。

予艾灸百会、大椎，先灸百会，后灸大椎，每穴 30 分钟。

灸治 1 次后热退，之后未见发热。患者自述在艾灸百会时头部觉凉，艾灸大椎时觉有热从颈部向下传至全身，甚是舒服。

案例 2：艾灸治疗肺癌癌性发热验案。

患者女，48 岁，北京人。2014 年 3 月初就诊，为肺腺癌患者，同时伴有类风湿关节炎，体弱不能手术、放化疗，遂求中医药治疗。患者手足关节变形、膝关节变形，行走困难，来诊时发热，下午 2、3 点开始，最高 39℃，无汗，无畏寒，发热时关节疼痛，夜晚 9、10 点热自退，嘱其回家后艾灸百会、大椎。两周后复诊，诉说艾灸百会、大椎半小时后热退，身体变得舒适，可 3 天后退热效果不明显了，仔细询问得知，开始数日由其丈夫艾灸，后来丈夫忙，用灸盒自行艾灸。遂告知患者不能用灸盒艾灸，一是用灸盒艾灸温度不能达到要求，二是应用灸盒穴位定位不太准，再次嘱咐回家后用艾条直接灸，于是患者回家后认真艾灸，5 天后未再出现发热。

案例 3：艾灸协助治疗肺部感染发热验案。

患者男，95 岁，湖北人。2021 年 9 月就诊，为贲门腺癌患者，受寒后肺部感染，高热不退，最高时 39.8℃，在医院用美罗培南等药和物理降温后效果不显，浅昏迷。已下病危通知书，遂令家属在双肺俞用黄金艾艾灸，可见肺俞穴部位沁出密密麻麻汗珠，黏手，用艾油外涂防烫伤，第二天体温下降，3 天后体温正常，7 天肺炎治愈。

二、癌性疼痛

取穴：局部阿是穴。

灸法：悬灸。

艾条：药艾条"立笑艾"。

灸量：每日灸至局部不痛为止。

理说：癌性疼痛是指由肿瘤自身或治疗过程中相关因素导致的疼痛，是癌症患者出现的主要临床症状之一。据统计，30%～50% 的肿瘤患者均伴有不同程度的癌痛，而晚期肿瘤中 75% 的患者均会出现癌痛症状，严重影响患者的生活质量及治疗进程。目前治疗癌痛最广泛的方法为世界卫生组织提出的"三阶梯药物止痛法"，疗效较好，但具有一定副作用，且长时间应用会产生药物依赖，止痛效果反而降低。

癌性疼痛病因病机复杂，但无论是虚实寒热，无外乎"不通则痛，不荣则痛"两个基本的病机。艾灸可温通局部、活血化瘀、散寒通络，可很好地治疗癌性疼痛。穴位选择阿是穴，也就是疼痛点，艾条选取立笑艾，每日艾灸至不痛为止，疗效显著。

典型病例

案例 1：艾灸治疗胰腺癌疼痛验案。

患者男，天津人。患胰腺癌，后背、腰部疼痛月余，每日以卧床为主，在床上饮食、大小便，曾用布洛芬、氨酚羟考酮等药效果不佳，疼痛 VAS 评分 7～8 分，2016 年 11 月初在好大夫网站咨询，告知用立笑艾艾灸腰背部疼痛点，每天艾灸至疼痛消失为止，痛则灸，艾灸 1 天后夜间疼痛评分减至为 5～6 分，连续艾灸 7 天，疼痛消失，未再疼痛。此为"实痛""不通则痛"。

案例 2：艾灸治疗直肠癌坐骨神经痛。

我（注：主治医生）在病房进行外治的时候，脚步虽然是匆匆的，但每次经过吴某的病房门口，我都向里张望一下，看着他一条腿搭在凳子上拿着立笑艾药灸条灸治，我就心里踏实下来。吴某这位老先生，是位一贯吃苦耐劳的老工人，年轻时锻炼出了好体质，即便现在生病，也是自己来住院，各种手续都是自己跑下来，说自己"很皮实"。其实这位直肠癌患者有盆腔转移、骨盆多发骨转移、左侧坐骨至腘窝疼痛，住院的时候一瘸一拐，晚上疼痛难以入睡，还需要吃布洛芬。

仔细询问，患者说不是骨痛，也不是皮疼，是一条"筋"疼，腘窝处最痛。于是我沿痛点针刺，并沿膀胱经针刺承扶、委中、承山等穴位，仍有疼痛。又外用祛风活血止痛药进行贴敷，仍疼痛。于疼痛处寻找结节，以浮针松解，或在结节处刺血拔罐，能有所缓解，但过后仍有疼痛。这时想起黄金昶教授曾说过"松解后又形成结节，是肺脾同虚，脾主肌肉，肺主皮毛，两者未开通，松解后用艾灸散开"，于是在浮针松解或刺血拔罐后，令患者立即在痛处艾灸半小时以上，次日再询问，患者觉得疼痛减轻许多。

患者在住院期间是很是"繁忙"的，要化疗输液，要吃饭如厕，要接受针刺及各项外治，还要自行艾灸，有时候顾不上接家属的慰问电话。吴某第二天治疗过后，这次向我反映，腿还是疼。再询问，患者说治疗完就开始吃午餐了，没能及时艾灸。问题出在"没能及时"上面。第三日，我给予浮针松解、刺血拔罐后，便拉过排烟机，让患者及时艾灸。来往于走廊时，我也不时地望向他，督促他艾灸。晚间查房，患者边走边说"轻快多了"。重复治疗几日后，已不服用止痛药，夜间安然入睡，走路也不再一瘸一拐了。

在这需要强调的是，治疗癌痛不仅仅是用艾灸，还包括针刺，而且这几种止痛方法不是孤立的，临床要注意多途径治疗以提高疗效，而且强调疼痛一开始就应及时治疗癌痛，以防止癌痛加剧或爆发痛。针灸不只是治疗轻度疼痛，中重度疼痛效果也很好，起效也快。

三、白细胞减少症

取穴：中脘、气海、关元，或加膏肓、身柱。

灸法：悬灸。

次序：先灸中脘，次灸气海、关元，或者艾灸膏肓、身柱。

艾条：升白艾。

灸量：每个穴位艾灸半小时以上，每天 1 次，以皮肤耐受为度。如效果不显，重灸关元 1 ～ 2 小时。

理说：白细胞减少症在肿瘤患者放化疗过程中尤为常见，其主要发病机制是由于抗肿瘤药物缺乏特异性，在杀伤肿瘤细胞的同时也对正常细胞尤其是增殖旺盛的骨髓造血细胞造成严重损伤，导致白细胞下降甚至全血细胞下降。白细胞减少症临床多表现为免疫力下降，易发生感染，白细胞降低还可阻碍肿瘤治疗的进程，严重影响患者的生存质量。

中医升高白细胞首先要从理论上重新认识，在分析了白细胞的生理特点、临床症状和治疗规律，进而发现其与中医"卫阳"理论的相关性。

根据白细胞减少的临床症状，如面色㿠白、乏力、易外感邪气，重度白细胞减少出现嗜睡，属于中医"卫阳不固、阳气亏虚"的范畴，而非单纯的气虚或者某一脏腑亏虚。

白细胞寿命短，以粒细胞占多数，其生理特点是在循环中只停留 6 ～ 8 小时，而在机体中最多不超过 3 ～ 4 天，远比血小板（7 ～ 14 天）和红细胞（120 天）的细胞周期短，这与中医所言"阳易骤升，阴难速成"的认识一致。

白细胞日节律特点：每日凌晨较低，而 14 时左右较高，从中医角度应用天人合一认识，《素问·生气通天论》云："阳气者，一日而主外，平旦人气生，日中而阳气隆，日西而阳气已虚，气门乃闭。"凌晨白细胞偏低恰为体内阳气较低之时，14 时左右较高，恰为"日中而阳气隆"之时。

白细胞的生理作用主要为吞噬异物，从而实现防御与保护的作用，而中医卫阳的主要作用即为抗御外邪，《灵枢·本藏》云："卫气者，所以温分肉，充皮肤，肥腠理，司开阖也。"卫气得复，则邪气乃索。

白细胞升高，主要多见于感染性疾病，治疗以抗生素抗感染为主，而中医多投以清热解毒之品，间接反证了白细胞降低证属阳相对不足、卫阳虚弱。

根据以上五点，说明白细胞与中医"卫阳"理论密切相关，因此可寻求扶助卫阳的方法，以达提升白细胞的效果。卫阳从哪儿来？有两个说法，一个是从下焦来，一个是从命门来，《内经》里谈到的大多是从下焦来，从下焦通过肺布达全身，故而要补下焦。

部分患者白细胞低下非正虚，而是由于邪闭于表、卫阳不能布达造成，这时艾灸膏肓、身柱往往很快将白细胞升至正常。卫阳郁闭于表表现为后背紧、颈肩不适，脉濡或浮紧等。

艾灸升白效果非常明显，起效也非常快。也被同道和患者高度认同。如疗效不佳，有三个因素，一些医者不自信，往往患者艾灸一两天白细胞没升上来，就给患者皮下注射升白针；二是患者艾灸力度不够，皮肤一烫就挪开艾条，这样效果不好，必须灸到皮肤耐受为度；三是艾条质量，必须是升白艾才可能有好的效果。

典型病例

案例 1：艾灸治疗卵巢癌多程化疗后白细胞降低验案。

患者女，57 岁，北京人。卵巢癌术后复发，经过 30 多次全身化疗后，白

细胞为 $0.8×10^9/L$，反复肺部感染，诸多中西药物无效，患者怕冷，要求住阳面病房，食欲差，爱感冒，舌暗红，脉细。

升白艾艾灸气海、关元、足三里，每次每穴 30 分钟，每天 1 次。

3 天后白细胞升至 $4.5×10^9/L$，之后化疗未再出现过白细胞下降。前后已全身化疗 50 次。

案例 2：艾灸治疗卵巢癌多程化疗后白细胞降低验案。

患者女，63 岁，黑龙江省哈尔滨人。卵巢癌术后复发，侵及直肠壁、阴道壁，平素艾灸恢复身体，化疗前（2017 年 12 月 25 日）查血象，白细胞 $3.34×10^9/L$，中性粒细胞数 $1.41×10^9/L$，淋巴细胞数 $1.36×10^9/L$，其主管医生建议其应用升白针，但家属要求艾灸，如两日后无效再考虑肌注升白针，回到居住地后升白艾艾灸中脘、气海各 1 小时，关元 2 小时，仅仅一天，12 月 26 日查血常规，白细胞 $6.06×10^9/L$，中性粒细胞数 $2.63×10^9/L$，淋巴细胞数 $2.71×10^9/L$。

案例 3：艾灸治疗卵巢癌多程化疗后白细胞降低验案。

患者女，51 岁，山西省大同人。卵巢癌术后复发，大量腹水，已经化疗 30 余次。2021 年 10 月中旬化疗前检查白细胞 $2.91×10^9/L$，Ⅱ度骨髓抑制，曾多次采用升白艾艾灸中脘、气海、关元，此次效果不显，遂艾灸膏肓 1 小时、身柱 1 小时，两日后白细胞升至 $4.85×10^9/L$。

四、肿瘤相关性贫血

取穴：膏肓、膈俞、脾俞、肾俞、命门。

灸法：悬灸。

次序：由上到下依次艾灸。

艾条：升白艾。

灸量：每个穴位艾灸半小时，每天 1 次，以皮肤耐受为度。

理说：肿瘤相关性贫血指肿瘤患者在肿瘤发展及治疗过程中发生的贫血，可引起多种临床症状，如乏力、头晕、心悸、厌食、尿少等，严重影响患者生活质量，并影响患者对放化疗的耐受性，使肿瘤组织对放化疗的敏感性下降。

骨髓是造血组织，根据结构不同，可以分为红骨髓和黄骨髓。黄骨髓主要由脂肪组织构成，仅有少量的幼稚细胞团，造血功能微弱。红骨髓是主要的造血器官，主要由血窦和造血组织构成，人体在贫血或失血时，黄骨髓能转化为红骨髓来造血，因此治疗思路放在了是否可以采用某种方法把黄骨髓中脂类的东西去掉，促进向红骨髓转化，可以选用膏肓穴艾灸，膏为油类物质，可以补虚，可以促进转化。血色素减少与阴虚、气虚和湿气有较大的关系，加用脾俞、肾俞温补脾肾，命门培元固本，"血会"膈俞养血生血。

典型案例

案例 1：艾灸治疗卵巢癌化疗贫血验案。

患者为 56 岁女性患者，卵巢癌Ⅳ期，既往行多次化疗，3 次手术治疗。因肿瘤复发于我院行化疗，TP 方案 2 周期，贝伐珠单抗联合 GP 方案 1 周期后出现中度贫血，血红蛋白（HGB）71g/L（2018 年 12 月 17 日）。嘱其艾灸膏肓、脾俞、肾俞、膈俞、命门等穴位，每日 1 次，每次每穴半小时，以皮肤耐受为度。患者艾灸期间血红蛋白持续上升，除艾灸外，未予其他治疗肿瘤相关贫血的药物治疗。贝伐珠单抗联合 GP 方案化疗至第 4 周期中，血红蛋白维持在 95g/L（2019 年 1 月 25 日）。

案例 2：艾灸治疗肺癌安罗替尼贫血验案。

患者为 60 岁男性患者，肺腺鳞癌，发现时即为 IV 期，未行手术治疗，于我院行 TP 方案化疗 6 周期，安罗替尼联合 GC 方案化疗 1 周期后出现中度贫血，HGB 79g/L（2019 年 1 月 13 日）。嘱其艾灸膏肓、脾俞、肾俞、膈俞、命门等穴位，每日 1 次，每次每穴半小时，以皮肤耐受为度。第 2 周期化疗结束后，服用安罗替尼期间复查 HGB 100g/L（2019 年 1 月 21 日）。

在此处没有谈到艾灸升血小板，是因为我们发现血小板与肝、脾密切相关，阴血不足、血热内扰是血小板降低的核心病机，我们主要采用肝俞、脾俞刺络拔罐，此法可以迅速提升血小板，单纯肝俞、脾俞针刺或拔罐无效。我们曾在肝俞、脾俞采用升白艾隔物灸（药选白茅根、生地黄、桑皮等）1 次，次日检测血小板数值升高 27×10^9/L，效果也非常满意，大家可以试用，造福血小板低下患者。

五、恶性胸腔积液

取穴：患侧大椎、肺俞、期门、京门、章门。

灸法：悬灸。

次序：由上到下依次艾灸。

艾条：离照艾。

灸量：每个穴位艾灸半小时，每天 1 次，以皮肤耐受为度。

理说：恶性胸腔积液是恶性肿瘤常见的晚期并发症之一，以肺癌、乳腺癌、卵巢癌及淋巴瘤累及胸膜较为常见。恶性胸腔积液患者初期或少量时可无任何症状，后期可引起胸闷、气短、呼吸困难等症状，严重者静息状态也会出现呼吸困难，影响患者的日常生活，威胁患者生命。

恶性胸腔积液在中医领域属于"悬饮"，属于本虚标实、阳虚阴盛之证，治宜扶正固本、温阳化饮。选穴为患侧大椎、肺俞、期门、京门、章门。每日 1 次，每次每穴半小时，以皮肤耐受为度。大椎、肺俞解表补肺，肺为水之上源，主行水，具有通调水道的功能。期门为肝之募穴，具有疏肝解郁、行气宽胸之功效，进而促进精血津液的运行和输布，使之无聚湿成水、生痰化饮之患。章门不仅为脾之募穴，且为足厥阴、少阳之会，具有健脾益气、行气化湿之功效，可恢复其运化功能，从而维持水液代谢平衡。京门为肾之募穴，具有补肾益气、利水化湿之功效，主治水道不利，为益肾利水之要穴、水液出入之门户。

典型案例

案例：艾灸治疗肺癌胸水验案。

患者为 56 岁男性，患有肺腺癌、纵隔淋巴结转移，左胸膜转移出现胸痛胸水，超声提示胸水深度 6cm，给予相关穴位艾灸，艾灸过程中患侧开始有汗，汗出如油粘手，胸痛背紧好转，两日后检查胸水减为 2cm，继续艾灸 3 天，胸水消失。

我曾见佳木斯一男性肺癌患者冬天睡热炕，夜间胸水自行渗出，被子被浸湿，数日后胸水减少案例。温阳是治疗胸水关键治法，艾草曾被叫作冰台，有

"冰台取火"典故，艾灸作为燃火者，其温通之力远非热炕能比。

六、恶性腹腔积液

取穴：神阙穴。

灸法：悬灸。

艾条：离照艾。

灸量：每日艾灸至少 1 小时，第 1 次艾灸需 3 小时以上，以皮肤耐受为度。

药粉：离照散，取适量，填满肚脐，之后用离照艾艾灸。

理说：癌性腹水在女性患者中多见于卵巢癌，在男性患者中以胃肠道肿瘤居多。癌性腹水的出现多是恶性肿瘤病情进展，预后不良，且癌性腹水具有增长迅速、反复出现、难以控制的特点，且伴发呼吸困难、胸闷憋气、食欲减退、腹胀、下肢肿胀、尿量减少、焦虑抑郁等症状，严重影响肿瘤患者的生活质量及身心健康，是非常棘手的一个临床问题。

腹水根据症状可分为以下几型：肝胆湿热型，辨证要点为腹胀牵引两胁，口苦，厌油腻；脾肾阳虚型，辨证要点为腹部怕冷、手足不温、下肢肿胀；肾气不足型，辨证要点为腹水、小便量少，用利尿药后小便增多。脾肾阳虚型和肾气不足型均可采用离照艾艾灸神阙穴的方法，在临床中已得到满意的疗效。《难经·八难》中提到："诸十二经脉者，皆系于脐下生气之原。所谓生气之原者，谓十二经脉之根本也，谓肾间动气也。此五脏六腑之本，十二经脉之根，呼吸之门，三焦之原，一名守邪之神。"通过刺激脐部，可激发元气，达到治病固本的疗效。此外，西医认为肚脐是胚胎发育过程中腹壁最后闭合处，表皮最薄，屏障功能最弱，皮下无脂肪组织，神经血管分布较多，敏感性和渗透吸收力较强，药物容易经皮吸收。

为了加强治疗腹水的疗效，可采用药灸神阙穴的疗法，具体药物为：细辛 3 克、生黄芪 10 克、桂枝 10 克、龙葵 10 克、川椒目 10 克。以上各药物研细末，外敷于神阙穴，并外用离照艾艾灸，每天 1 次，每次至少 1 小时，第 1 次艾灸至少 3 小时。灸后可将药物留在神阙穴内继续外敷持续发挥作用。

典型案例

案例 1：药灸神阙穴联合化疗治疗卵巢癌大量腹水验案。

患者女，62 岁，山东人。为卵巢高级别浆液性腺癌，腹膜转移合并大量腹水，因发现较晚，无手术机会，2019 年 9 月于我科住院，化疗配合腹水针法，同时艾灸神阙穴（用离照艾艾灸，每日 1 次，每次 3 小时），腹水明显减少。

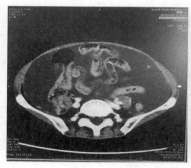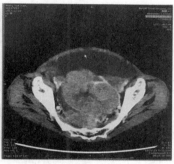

2019年9月27日

图 1 患者治疗前 CT 检查

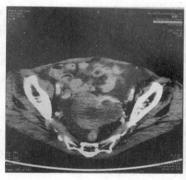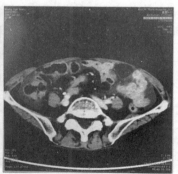

2019年12月25日

图 2 患者治疗后 CT 检查

患者自诉：我原本是长期大量腹水的患者，在门诊经黄主任的治疗，腹水能控制数月。9 月份腹水又增多了，人也瘦得厉害，没力气，开始在黄主任病房住院治疗，一方面给我置管引流腹水，做穿刺活检，一方面给我开汤药，基本上 3 天就调 1 次方子，及时根据我的证候改变进行调整。另外我认真按照黄主任要求进行艾灸，除了吃饭睡觉、输液和针刺之外，大部分时间用在艾灸上，每天早起睡醒就开始灸，一天要用掉三四根离照艾艾灸条，灸神阙、气海、关元、中脘。

后来我按黄主任的安排输了液（注：化疗），每 3 周住院输 1 次，输了 1 次就感觉肚子瘪了，腹水少了很多，精神也好了，现在输了 4 次了，都说我比之前胖了，人的状态好多了，9 月那会儿，我是病房里最严重的患者，现在走在路上，都不觉得自己是患者了。

案例 2：药灸神阙穴治疗卵巢癌大量腹水验案。

患者女，70 岁，北京人。为卵巢癌肝转移合并大量腹水，2001 年 8 月 6 日住我院妇科，化疗配合腹腔注射顺铂，腹水不减反增，饮食不进，卧床，10 月 27 日转入我科，来时小便量少，腹围 108cm。

治用生黄芪、细辛、川椒目、龙葵、桂枝等研细末，取适量敷脐，再用离照艾艾灸，每日 1 次，每次两小时。

治疗当日患者小便量明显增加、有食欲，5 天后腹水消失，腹围为 90cm。患者因广泛转移于 2006 年 11 月去世，一直未出现腹水。

案例 3：药灸神阙穴治疗原发性肝癌合并黄疸、门静脉癌栓、腹水验案。

患者男，50 岁，河北省唐县人。主因"腹胀、双下肢浮肿 15 天"于 2001 年 2 月 25 日收住院，患者 15 天前无明显诱因出现进食胃脘胀痛、腹胀、双下肢浮肿，未引起重视，继而因尿黄、目睛黄染而就诊，入院时见腹胀、双下肢浮肿、黄疸、疲乏、纳少、口干、胁痛，舌暗红，苔黄，脉细滑，全身肌肤及巩膜黄染，面部满布蜘蛛痣，肝大，于锁骨中线肋下 5cm 可及，中等硬度，无结节，触痛，蛙状腹，移动性浊音（＋），腹围 106cm。腹部 CT 示：①肝左右叶大片轻度不均匀强化灶，门脉期消退，考虑为肝癌。②门静脉癌栓形成，大小约 3.0cm×2.0cm。③脾大，腹水。腹部超声：下腹部探及大片液体，最大厚度 8cm，有肠管漂浮。甲胎蛋白（AFP）257ng/mL。此为肝癌晚期，证属肝阴不足、血瘀水停，治当养阴活血、温阳利水。

药用：大生地 15g，北沙参 15g，山萸肉 15g，莪术 10g，凌霄花 12g，川椒目 12g，当归 10g，生黄芪 40g，桂枝 10g，郁金 10g，龟甲 15g，大腹皮

10g，茯苓皮 15g，茵陈 15g，炒栀子 10g，龙葵 20g，同时予细辛 3g，川椒目 10g，龙葵 10g，桂枝 10g，生黄芪 10g，研细末，取适量敷脐部，艾灸脐部药粉。

7 日后腹水明显减少，黄疸渐退，胁痛、胃脘胀痛消失，饮食明显好转，但见午后低热。

上方加银柴胡 10g、青蒿 10g、知母 10g、牡丹皮 10g 后热退。

经 40 天治疗诸症消失，体重增加，腹围 89cm，移动性浊音（－），肝于锁骨中线肋下 2cm 可及。

腹部增强 CT 示：①肝脏在动静脉期不均匀强化，考虑弥漫性肝癌可能。②脾大，少量腹水。6 月 6 日腹部 B 超示：①肝内回声不均匀，肝大，早期肝硬化表现。②脾大，少量腹水。AFP 29ng/mL。6 月 20 日腹部增强 CT 示：①脾大。②肝损伤。与老片比较，低密度病灶消失，考虑脂肪肝。8 月初已重新恢复正常工作。12 月 2 日腹部 CT 未见异常。至今随访无病，仍健在。

腹水是肿瘤并发症中治疗较为棘手的，离照艾艾灸治疗腹水效果显著，被许多患者广泛应用，我们针、药、灸联用有效率约在 80% 左右。特别提醒的是，用离照艾艾灸时间要长，第 1 次要 3 小时以上。曾记得西安一个女孩给其患卵巢癌大量腹水回家准备后事的妈妈艾灸 7 小时，艾灸时腹部膨大如锅，第二天再见时腹部明显变小，患者可以平卧，甚感艾灸神奇。

七、恶性心包积液

取穴：虚里。

灸法：悬灸。

艾条：离照艾。

灸量：艾灸半小时，每天 1 次。

理说：恶性心包积液是晚期肿瘤患者常见的并发症之一，对肿瘤的治疗、患者的生活质量及生存期均有不利的影响。心包积液的主要症状表现为心慌、心跳加快、呼吸困难等，其严重程度取决于积液量的多少和积液增长速度，大量的心包积液有心包填塞的风险，可危及生命。恶性心包积液具有积液增加快、抽液后易反复的特点。

对于中少量心包积液，可采用艾灸疗法，选取离照艾艾灸虚里穴，每天 1次，每次至少半小时，以局部皮肤耐受为度。我们在临床中发现，艾灸治疗中少量恶性心包积液效果显著，且可防止恶性心包积液引流后复发。

心为太阳，心包代心受邪，心包积液病机为阳气大虚、饮邪上泛，治疗应温补心阳、温化水饮。艾灸疗法可温通气血、宣经活络、回阳补虚、祛寒逐湿，使脏腑阳气充足、水饮寒邪消散。虚里穴位于心尖搏动处，为心气之所至，虚里的搏动强弱，可反映心气的盛衰。心包积液时，虚里搏动明显减弱，严重时搏动弥散不应。选择虚里为艾灸部位，可直达病所，使药物、艾灸温阳之力量直接作用于心包，使心气强盛，饮邪得以消散。

典型病例

案例 1：艾灸治疗神经内分泌肿瘤心包积液验案。

患者男性，河南南阳人，2013 年发现纵隔占位，约 4cm×6cm×6cm，行手术治疗，术后病理为纵隔神经内分泌癌，术后行 5 周期的放化疗，过程中出现严重的骨髓抑制。2015 年 9 月纵隔肿瘤复发，并发胸椎、骨盆等多处骨转移、心包转移，予善龙治疗。至 2017 年 6 月检查，前纵隔多发结节，最大时 6.4cm×3.9cm；双肺多发结节；心包积液。2017 年 10 月患者病情越来越重，家属四处寻医问药，均告知对此病无甚好的治疗方法。最后经病友介绍来咨询黄金昶教授，就诊时患者身体消瘦、面色苍白、神情倦怠、步履缓慢，不时需停下来喘歇片刻，四肢沉重，双下肢水肿甚。复查示心包积液较前增多，双侧胸腔积液，前纵隔、心包周围、双肺多发转移较前进展，右肺门、纵隔、左膈上多发转移，淋巴结较前增大，胸椎多发转移明显。

患者已属肿瘤晚期，且经历多程放化疗，正气亏虚已极，加之又伴有恶性胸腔积液和心包积液，治疗极为棘手。鉴于患者目前大量心包积液，且严重影响日常生活，首先考虑心包引流术。但心包引流术有严重的弊端，如术后容易发生感染，或积液越引越多无法拔管。为了避免这些不良反应的发生，黄教授采用了在引流术后艾灸虚里穴的方法，虚里穴为心包投射到体表的位置，借助灸火之力，直达病所，温阳化饮，可帮助治疗心包积液。经过 3 周的治疗，患者的心包积液引流量每天稳定在 80mL 以下，闭管观察没有明显的增长，顺利拔出引流管，嘱家属继续艾灸虚里穴。此后复查心包积液一直稳定，未再增多，胸腔积液也比之前减少，饮食、睡眠、体力等都有了明显的改善。

案例 2：艾灸虚里协助治疗肺腺癌出现大量心包积液验案。

患者女，52 岁，北京人。为肺腺癌骨转移、锁骨上腋下淋巴结转移与大量心包积液患者，曾化疗（培美曲塞加卡铂）6 周期，病灶缩小，艾灸虚里后心包积液由大量变为中量，之后变为少量。4 个月后肿瘤增大，EGFR 检测未见突变，遂予多西他赛化疗，化疗后肝功异常，之后喘憋，日渐加重，显示双侧大量胸腔积液。予胸水引流后未见喘憋明显缓解，患者干呕频频，不能平卧，查心包大量积液，艾灸虚里，喘憋更甚，遂予心包穿刺引流术，引流后艾灸虚里，经过引流心包积液 4 次后（先为红色、后为淡黄色），心包积液量减为每日 30mL，之后 3 天拔出引流管，后未出现喘憋。称奇的是患者心包引流处下方出现大面积的瘀血，艾灸后瘀血面积逐渐缩小，后完全消失。

案例 3：艾灸虚里治疗胸膜间皮瘤合并大量心包积液验案。

患者男，63 岁，黑龙江省安达市人。2010 年 6 月 8 日就诊，主诉：恶性胸膜间皮瘤 3 月余，大量恶性心包积液两周。

现病史：患者 3 个月前不慎拉伤后，左侧胸胁部疼痛，就诊于当地医院，胸片提示胸腔积液，给予利尿剂后好转。2010 年 4 月 2 日后于大庆某总医院胸膜活检，病理提示：（胸膜）横纹肌组织周边见小灶性异型细胞，疑恶性肿瘤。2010 年 4 月 8 日哈尔滨某医院 CT 示：左侧胸腔占位，考虑间皮瘤可能，穿刺活检病理：（左下胸膜）病变倾向恶性间皮瘤。2010 年 5 月 27 日因心慌、心悸、胸闷、出汗就诊于大庆某总医院，超声心动示：心包大量积液，室间隔基底段增厚，左室松弛性下降，遂抽取心包积液，总液量 300mL。为进一步治疗来诊。

刻下症：时有心悸，纳可，眠安，大小便正常。舌暗红，苔白，脉右沉细，左滑。

个人史：吸烟 25 年，20 支 / 日，饮酒 35 年，约每日 500mL。

辨证为阳虚痰蒙，药用煅海浮石 50g，白英 20g，百合 30g，知母 20g，砂仁（后下）10g，干姜 10g，熟地黄 30g，生黄芪 50g，焦山楂 30g，当归 20g，升麻 3g，地龙 10g，山萸肉 30g，守宫（打）30g，蜈蚣 3 条，桂枝 10g，茯苓 30g，制附片（先下）10g，桑白皮 15g，川椒目 10g，葶苈子 30g，红枣 10g，每日一剂，水煎服。

配合艾灸虚里，每日 1 次，每次 30 分钟。

2010 年 7 月 1 日再诊，心包积液消失，引流管已拔。

患者又于 2011 年 4 月 7 日、8 月 2 日、12 月 6 日，2012 年 4 月 24 日、11 月 13 日，2013 年 4 月 25 日多次就诊，心包积液未再复发，胸膜间皮瘤消失。

八、恶性脑积水

取穴：百会穴。

灸法：悬灸。

艾条：离照艾。

灸量：每日艾灸至少半小时，注意勿烫伤。

药粉：离照散，取适量，用蜂蜜调匀，涂在去毛发后的百会穴，之后用离照艾艾灸。

理说：脑积水多见于原发或继发的脑部占位性病变，也可能出现在脑放疗后。其主要症为头痛难忍、喷射状呕吐等颅压增高的表现，严重者可引发脑疝，危及生命。目前西医学对于脑水肿的治疗药物主要为激素、甘露醇、贝伐珠单抗等，严重者神经外科医生通过颈静脉将脑积水引流到胸腔或腹腔。

"诸病水液，澄澈清冷，皆属于寒"，脑积水与脑组织紧密相围，且易反复，说明脑积水与湿气密切相关，湿邪黏腻、弥散，故与周围组织紧密相连，因此脑积水属于寒湿内聚，可采用艾灸的疗法，穴位选择百会穴。百会穴又称三阳五会，不仅可醒脑开窍，还可以发挥局部近治作用，散寒祛湿，消除脑积水。

药灸百会穴前需剃除百会穴局部毛发，将细辛、生黄芪、桂枝、龙葵、川椒目等药物研细末，用蜂蜜调匀后均匀涂抹于施灸部位，约硬币厚度，外用离照艾艾灸，每天 1 次，每次半小时，可快速消除脑水肿。

艾灸百会穴注意事项：百会位于头顶，皮肤薄弱，艾灸时需注意力度，以免灼伤局部皮肤。

典型病例

案例 1：药灸百会穴治疗面部肿胀麻木，伴口角㖞斜。

患者男，51 岁，周围型肺癌脑转移 1 年，伴脑积水加重半年。患者两年前无明显诱因出现胸闷、咳嗽，就诊于当地医院，确诊为右下肺占位。2016 年 3 月，出现右侧面部肿胀麻木，伴口角㖞斜。MRI 提示：右侧额颞叶占位病变，考虑转移瘤。

2016 年 6 月 29 日，行右侧额颞叶肿瘤切除，术后病理示：转移性腺癌。患者术后症状未缓解，且呈加重趋势。出现间断性癫痫发作，2 ～ 3 次 / 月，面部肿胀，口角㖞斜，言语不清，口齿不利，右侧肢体肌肉萎缩，及右侧肢体麻木。患者家属代诉，就诊时依赖静脉滴注甘露醇治疗，不能停药，3 天不用甘露醇治疗即出现右侧面部肿胀加重，言语不利加重，家属为此心急如焚。

2017 年 2 月 9 日于我科室初诊，开离照散方 3 剂，嘱以取适量，蜂蜜调糊状，敷在百会穴，外用离照艾艾条灸，每日 1 次，每次 30 分钟。

2017 年 2 月 16 日二诊，家属代诉每日坚持艾灸，次日面部浮肿就较前日减轻，近来口齿逐渐清楚，言语日渐流利。嘱患者继续坚持药灸百会，患者应允。

2017 年 2 月 23 日，患者三诊，家属代诉近一周情况愈加好转，目前说话已清楚流利，且已停用甘露醇一周，未再出现面部肿胀、口眼㖞斜、头晕等症状，癫痫也未发作。

患者及家属均开心不已，特来感谢授以良方，表达了深切的感激之情。

案例 2：药灸百会穴治疗肺癌脑转移癫痫验案。

患者女，36 岁，山西长治人。患肺腺癌脑转移骨转移，2010 年 10 月初因我科无空床，住我院外宾康复病房，时患者已卧床，CT 示脑大面积水肿，每日癫痫发作 4 ～ 5 次，每次 2 ～ 4 分钟，应用脱水、口服抗癫痫药物无效。

予黄芪、细辛、川椒目、龙葵、桂枝等份研细末，取适量敷百会，离照艾艾灸百会穴药粉，每日 1 次，每次两小时，口服中药。

2011 年 3 月 16 日复查肺部病灶骨转移灶稳定，脑水肿显著消退，脱水药停用，癫痫消失，可以扶墙行走。

案例3：药灸百会穴治疗肺癌脑转移严重呕吐验案。

患者女，70岁，吉林人，肺癌伴骨多发转移、脑转移患者，患者卧床不能行走，口服特罗凯、头颅放疗后头痛加重，每日在床上大小便，呕吐，甘露醇每6小时静脉滴注1次，口服地塞米松7.5mg，主治医生劝家属放弃治疗，其家属通过熟人找到我，家属代诊。

予黄芪、细辛、川椒目、龙葵、桂枝等研细末，取适量蜂蜜调敷百会，再用艾灸；每日1次，每次两小时，口服中药。

3天后家人告知患者已能下地，在家人搀扶下可行走，甘露醇每天改为1次，停用口服激素。

7天后能自己下床行走，未见呕吐，饮食正常，甘露醇减为125mL/d。家属和主治医生啧啧称奇。后患者亲自来诊，一点都不像肺癌脑转移患者，行走自如。后复查头部MRI，水肿消失。

九、腹泻

取穴：神阙穴。

灸法：悬灸/艾炷灸。

艾条：黄金艾条。

灸量：每日艾灸半小时以上，以皮肤耐受为度。艾炷灸不计壮数，每日艾灸半小时以上。

理说：化疗相关性腹泻是肿瘤患者化疗引起的一种常见的消化道毒副作用，主要是由于化疗药物对肠黏膜直接抑制或破坏所致。据统计，接受化疗的患者不同程度的腹泻率可达75%，不仅降低患者的生活质量，还可导致水电解质紊乱、脱水、感染，严重者可致休克及死亡。导致化疗腹泻的药物主要有伊立替康、氟尿嘧啶等。

化疗腹泻概因过用寒凉药物，损伤中阳，运化失司，从而出现腹泻，属于寒性腹泻，艾灸具有温中散寒的作用，不仅可以止泻，还可修复损伤的肠黏膜。临床中常用艾灸神阙穴治疗化疗后腹泻，疗效显著。

需要注意的是，我们不建议采用艾灸的方法治疗放疗腹泻。放疗属于火热之邪，其导致的腹泻宜通，治疗法则为"通因通用"，因此不适合艾灸疗法。此外低位前切除综合征的腹泻艾灸效果不佳，但针刺治疗效果明显。

典型病例

案例 1：艾灸治疗结肠癌术后 14 个月腹泻验案。

患者男，52 岁，北京人。2019 年 10 月行左半结肠中分化腺癌手术，因分期早，未行放化疗，可手术后胃肠一直不适，有一次不慎着凉后就开始腹泻。起初一天两三次，后来严重到一天十来次，到医院做检查，未发现复发转移迹象，用了止泻、调节菌群紊乱的药物无效，找到北京某中医院肿瘤科开了中药，吃了足足十几个月，腹泻时好时坏，后来从网络上搜到我介绍的艾灸神阙治疗腹泻，遂用黄金艾条按着要求艾灸，不到两天，14 个月的腹泻就止住了，直至后来再没有腹泻，不仅腹泻止住了，而且多年的手足冷的痼疾也消失了，精神明显好转。

案例 2：艾灸迅速缓解化疗腹泻验案。

患者男，61 岁，北京人。因右半结肠癌 2013 年 8 月初入院化疗，化疗药中含伊立替康，化疗后 3 日腹泻严重，时值我周六值班，至傍晚 9 时患者儿子找值班医生才述说腹泻之事，每小时 6～10 次，我告诉患者要对症输液，患者家属说其主管医生已经知道此事，输过液了，其子满脸焦急甚至愤怒，遂让学生用黄金艾给其神阙艾灸，艾灸 10 分钟后教患者儿子艾灸，一夜未找值班医生，第二天一早巡视患者，患者安然入睡，其子述自艾灸后未再腹泻。

十、便秘

取穴：神阙穴。

灸法：悬灸。

艾条：黄金艾条。

灸量：每日艾灸 10～15 分钟。

药粉：醋甘遂粉、芒硝粉等份，取适量，填满肚脐，之后用黄金艾艾灸。

理说：便秘是以排便频率减少为主，一般每 2～3 天或更长时间排便 1 次（或每周少于 3 次），同时可能伴有粪便量减少、粪便干结、排便费力等。便秘在肿瘤患者中颇为常见。首先肿瘤患者对疾病本身的恐惧，导致患者出现精神抑郁、紧张，胃肠道功能失调，引起便秘；其次某些化疗药物（如铂类）及止吐药（如 5-HT$_3$ 受体拮抗剂类等）导致肠道蠕动减慢，出现大便干结；另外，阿片类药物是治疗癌性疼痛的重要药物，但阿片类药物在止痛的同时导致肠道蠕动功能减弱，可引起便秘；晚期肿瘤患者往往比较虚弱，活动减少，甚至长期卧床，而且晚期患者饮食摄入常常不足，这些均会引起胃肠蠕动减弱，导致便秘。

肿瘤相关性便秘主要发生于老年患者，阴液本亏，又过用攻伐之药，损伤营阴的同时也易伤阳气；正气本虚，胃肠动力较差，若初期滥用寒凉泻下药物，又会加重脾阳的损伤。对于此类便秘，治疗应注重滋阴温阳、扶正固本，艾灸神阙穴既可刺激局部肠道蠕动，增加胃肠动力，又可调节气血阴阳，畅导肠腑气机，还能达到"增液行舟"的效果。需要注意的是，艾灸治疗便秘时间不宜过长，点到即止，以防耗伤肠腑阴液，每次应控制在 10～15 分钟。

如能在神阙穴搁置甘遂、芒硝粉末，疗效更佳。

典型病例

案例：艾灸治疗乳腺癌骨转移放疗中大小便闭结不出验案。

郭某，女，66 岁，北京人。为乳腺癌术后 15 年患者，因脊柱骨多处转移疼痛，2022 年 3 月初行放疗，放疗过程中，大小便闭结不出，患者甚是恐惧。查其脉，患者右关尺弦紧滑，左尺紧，告知其主管医生将甘遂末、芒硝末、葱白捣烂混匀，放在神阙穴，黄金艾艾灸，灸到大小便通利为止，下午巡视患者，述小便已通，量大，大便尚无，可能跟近日进食少有关，嘱其第二天再灸，第二天大便通下数枚燥屎混杂稀便若干。

十一、恶心呕吐

取穴：中脘、足三里、神阙。

灸法：悬灸。

艾条：黄金艾。

灸量：每日艾灸 30 分钟以上。

药物：温胃暖脐贴敷在中脘、足三里、神阙穴，之后用黄金艾艾灸药膏半小时。

理说：恶心呕吐是化疗最常见的毒性反应，严重呕吐可致脱水、电解质失调、衰弱及体重减轻，可能导致患者拒绝接受有效治疗。西医学止吐药物作用很强，但也有缺陷，有的患者应用西药止吐后因胃内食物滞留反而不适；不能解决厌油腻、食欲减退等问题。且 5-HT$_3$ 受体阻滞剂又有严重的头痛、便秘等副作用。

恶心呕吐为脾胃运化失常、胃气上逆所致。中脘穴为胃之募穴，艾灸中脘穴可健脾和胃，恢复脾胃运化；足三里穴为足阳明胃经的合穴、胃的下合穴，"合主逆气而泄"，《灵枢·四时气》中有言："胃气逆则呕苦……取三里，以下胃气逆。"艾灸足三里穴可降胃气以止呕。此外，足三里穴和中脘穴属于合募配穴，均具有治疗腑病的特点，"腑以通为用"，两穴相配具有疏利中焦、和胃降逆之功。神阙具有健脾补肾之功，协助治疗化疗后恶心呕吐。

温胃暖脐贴 24 小时换药 1 次。穴位贴敷作用时间长，疗效好，不通过胃肠道吸收，生物利用度高，且外用方便。

典型病例

案例：艾灸治疗胃癌化疗剧烈呕吐验案。

患者女，43 岁，湖北武汉人。患胃腺癌两年，化疗后复发，于 2018 年 3 月来我科化疗，化疗过程中恶心呕吐明显，食水不进。常规给予中脘、足三里、内关针刺后仍然恶心欲吐，没有食欲、面色苍白、懒言。将温胃暖脐贴敷在中脘、神阙、足三里，后艾灸上述穴位半小时后，患者觉胃暖、身热、气缓，第二天早晨患者起床活动，可进食水不吐。

中医不仅能治疗剧烈呕吐，还能很好治疗恶心，改善食欲。穴位贴敷不仅有穴位作用，还有药物作用，且较针刺作用时间长，可持续起效。

十二、腹胀

取穴：中脘、期门、神阙或阴陵泉。

灸法：悬灸。

艾条：黄金艾条。

灸量：每日艾灸 30 分钟以上，以皮肤耐受为度。

药粉：半夏、厚朴、枳实、香附、麦芽、山楂、苍术、焦槟榔、广陈皮、干葛根、焦神曲、炒莱菔子等份，研细末，敷脐。

理说：腹胀主要出现在恶性肿瘤术后、腹腔积液、消化系统中晚期肿瘤或化疗后。病位主要在脾胃，病机多为气滞湿阻等。如夹食积、肝火多见上腹部胀满。

如为全腹部胀满无便秘，可灸中脘、阴陵泉，阴陵泉为足太阴脾经的合穴，脾主运化，因此阴陵泉善于治疗脾胃疾病或与脾胃相关的消化系统疾病。《针灸大成》中多次提及阴陵泉治疗腹胀，如《针灸大成·卷七·治病要穴》中提到："阴陵泉主胁腹胀满，中、下部疾皆治。"《针灸大成·卷八·腹痛胀满门》中有"腹痛""腹胀""腹坚大"。腹胀尚可出现于水液代谢异常类疾病，脾主运化水湿，水饮内停也会出现腹胀，《圣济总录》中有"阴陵泉二穴，水也，在膝下内侧辅骨下陷中……治腹中寒不嗜食，胁下满水胀腹坚"，因此艾灸阴陵泉可健脾祛湿、行气消胀。

如上腹部胀满当灸期门、中脘，疏肝健脾，腹胀可消。

若腹部胀满为腹水引起，当按腹水治疗；肠梗阻引起当先治疗肠梗阻。

典型病例

案例：艾灸治疗卵巢癌化疗后进食腹胀验案。

患者女，51 岁，山西省大同人。患卵巢高级别浆液腺癌术 1 年 6 个月，化疗后出现进食后腹胀满，夜间尤甚，食欲降低，日渐消瘦。2021 年 11 月初就诊，告知黄金艾艾灸中脘，每日 1 次，每次半小时以上，次日告知效果明显，艾灸当晚腹胀就明显减轻，3 日后进食正常，甚是欢喜。

十三、食欲不振

取穴：中脘、关元。

灸法：悬灸。

艾条：壮元艾。

灸量：每日艾灸 30 分钟以上，以皮肤耐受为度。

理说：食欲不振多为恶性肿瘤患者接受化疗后常见的胃肠道反应，虽然不是肿瘤急症，但可导致肿瘤患者纳食减少，进而营养状况和机体免疫力也会随之下降，从而影响患者的治疗效果。因此，食欲不振虽然不是大病，却是肿瘤患者及家属需要高度重视的一个症状。我们在改善肿瘤患者食欲减退方面有许多针灸独到经验可供参考，多用于化疗后食欲减退和晚期肿瘤患者食欲减退伴痰多患者，也即进食时痰涎增多患者。

中脘穴为胃之募穴，又位于脾胃附近，艾灸中脘穴可以和胃健脾，疏通中焦脾胃，升降气机，可治疗肿瘤患者化疗后食欲不振。如伴痰涎者必增加关元穴，补肾以治疗痰之根。

典型病例

案例：艾灸治疗胃癌痰多食欲减退验案。

患者男，84 岁，北京市朝阳区人。患胃腺癌术 1 年，化疗两次后患者食欲明显减退，继而痰涎增多，每当进食时痰涎不断，时时呕出，食量甚少，每日进食不足一两主食，形体消瘦，于 2019 年 6 月就诊，辨证为脾肾虚损、痰涎内泛，建议用壮元艾艾灸中脘、关元，每日 1 次，每次每穴 30 分钟以上，7 日后患者来诊，痰涎明显减少、食欲食量增加。

十四、咳嗽

取穴：肺俞、上脘、肝俞、风门。

灸法：悬灸。

艾条：黄金艾条。

灸量：每日艾灸 30 分钟以上，以皮肤耐受为度。

理说：《医学真传》中有云："诸病易治，咳嗽难医。"咳嗽虽然看似简单，却是临床中较为难治的一类疾病。有声无痰谓之咳，有痰无声谓之嗽，临床中也多兼见。"五脏六腑皆令人咳，非独肺也"，咳嗽证候复杂，病因病机亦较繁杂。此处介绍肿瘤科常见的咳嗽及治疗方法。咳嗽可分为外感和内伤两大类，肿瘤科常见的咳嗽多为内伤咳嗽。肿瘤患者脾胃虚弱、阳气不足，或饮冷贪凉（如水果），戕伐脾阳，加之用药过于攻伐，导致脾胃虚寒、土不生金而出现咳嗽症状，临床表现为咳嗽，痰多且稀，在临床中我们常采用艾灸上脘穴的方法治疗此类咳嗽。上脘位于脾胃附近，可健脾和胃，助水液运化，治疗痰多且稀。

肿瘤科常见的咳嗽还有一类为干咳，多频发难愈。肿瘤患者多情志不遂，郁而化火，木火刑金，肺金郁而不达，导致咳嗽；或咳嗽反复，肺阴耗损，不足以克制肝木，木火亢盛而刑金。"脏病取俞"，在临床中多采用艾灸肝俞和肺俞的方法，疏肝木之郁，宣肺金之气。

如兼有外感鼻塞、喷嚏，加风门穴。

典型病例

案例：艾灸治疗顽固性咳嗽验案。

患者女，51 岁，内蒙古赤峰人。患者患右肺腺癌病变，侵及右支气管壁，咳嗽甚，每次咳嗽必须咳出少量痰涎方可缓解。经胸外科气管肿物冷冻术后，咳嗽虽减，但仍咳嗽剧烈，夜不能卧，让患者艾灸肺俞、肝俞，1 日后患者咳嗽稍缓，连续 3 日后咳嗽显著缓解。

十五、喘憋

取穴：气海、关元、食窦。

灸法：悬灸。

艾条：壮元艾。

灸量：每日艾灸 30 分钟以上，以皮肤耐受为度。

理说：喘憋是患者呼吸困难的自我主观感受，常见于心源性疾病或呼吸系统疾病。喘憋多为气虚所致，肺气虚不足以呼气或肾气虚不足以纳气，证属于本虚标实，治疗当以补肺肾之气。

气海"以大气所归，犹百川之汇海者，故名气海"，说明该穴乃为生气之源，主一身之气机，与肺气息息相关，具有升阳补气、补虚固本之效。关元穴"穴在脐下三寸，为人身元阴元阳关藏之处"，乃"元阴元阳之关交，故名关元"，是小肠的募穴，足三阴经与任脉交会穴，"主诸虚百损"，具有培元固本、温阳补虚之功。艾灸气海、关元穴，可补肺纳气，治疗喘憋效如桴鼓。

《扁鹊心书》云："夫人之真元，乃一身之主宰，真气壮则人强，真气虚则人病，真气脱则人死。灸补元气，取穴重在脐下，真气始动之地，任脉承任阴血，用之阳火，可免燥补之弊。"

如伴有心率增快，甚至房颤，加艾灸食窦穴。食窦穴，窦材命之为"命关"，以其"能接脾脏真气，治三十六种脾病。凡诸病困重，尚有一毫真气，灸此穴二三百壮，能保固不死。一切大病属脾者并皆治之"。食窦穴在脾经，位近心包，治疗元气不足之房颤效果甚佳。

典型病例

案例 1：艾灸治疗肺腺癌严重喘憋验案。

患者男，29 岁，河北省泊头市人。患者大学毕业拼命工作数年后就患肺腺癌，其舅父是我小学同学，2011 年 8 月就诊时已被科室其他医生收入院。两周期化疗后病情加重，转到某肿瘤医院，患者病情继续加重，已下病危通知，其舅父从老家泊头开车赴京，告知我要救救其外甥，我下午一点告知其外甥艾灸气海、关元，下午 5 点到某肿瘤医院肺肿瘤科探视该患者，患者双脚垂在床边和我聊天一个小时，未吸氧也未见明显喘憋，自述气短好很多。

案例 2：艾灸治疗直肠癌严重喘憋验案。

患者女，40 岁，北京市朝阳区人。患直肠癌术后，放化疗后，出现放射性直肠炎，肛门严重疼痛，每日不能卧床，只能骑椅子，双胳膊架在椅背休息两个月，经我治疗后患者疼痛缓解，可以正常休息。数月后家属急邀我会诊，患者已经于北京市某医院急诊，患者严重消瘦、喘憋甚、心率 120 ～ 150 次 / 分，诊其脉微，遂教其艾灸食窦、气海、关元，每日 1 次，每次每穴 1 小时，两天后家属告知患者喘憋明显缓解，心律稳，且在 70 ～ 80 次 / 分。

十六、癌性疲乏

取穴：中脘、气海、关元。

灸法：悬灸。

艾条：壮元艾。

灸量：每日艾灸 30 分钟以上，以皮肤耐受为度。

理说：癌性疲劳是癌症患者最常见的症状之一，在癌症治疗过程中几乎普遍存在，是一种个人的、复杂的主观现象，包括身体、情绪、认知和行为多维因素。与健康人所经历的典型疲劳不同的是，癌性疲劳不能通过睡眠或休息缓解，严重影响患者的生存质量，并可能因此而中断肿瘤治疗。

癌性疲劳既有虚损因素，也有营卫不和因素，其根本在于本虚。气海、关元同居下焦，乃先天元气生化之处。关元穴为人身元阴元阳关藏之处，故"主诸虚百损"，具有培元固本、温阳补虚之功。气海穴为生气之源，主一身之气机，具有升阳补气、补虚固本之效。中脘穴位于脾胃脏器体表附近，可理脾胃、调气血、补虚。"艾叶苦辛，生温，熟热，纯阳之性，能通十二经，走三阴，理气血，逐寒湿，暖子宫……以之灸火能透诸经而除百病"。艾灸中脘、气海、关元等穴，可培元固本以补先天之本，健运脾胃以助后天之本，将元气充养到各脏腑经络、肌表等，可有效缓解癌性疲乏。

典型病例

案例：艾灸迅速缓解食管癌患者化疗后疲劳验案。

患者男，72岁，陕西省西安人。患食管癌来我科化疗，化疗后疲劳明显，卧床不起，食欲不佳，白细胞、血红蛋白均正常，告知壮元艾艾灸中脘、气海、关元，每穴半小时。次天早晨见患者已经起床，无疲劳感，且很精神。

十七、周围神经病变

取穴：劳宫、涌泉。

灸法：悬灸。

艾条：麻麻艾。

灸量：每日艾灸30分钟以上，以皮肤耐受为度。

理说：化疗所致周围神经病变是由具有神经毒性的化疗药引起的一种剂量限制性毒性反应，影响化疗患者生活质量，严重者可致化疗减量甚至停药。其临床表现通常以感觉和运动神经异常为主，表现为手脚感觉迟钝、麻木、刺痛或烧灼感，或肌肉无力甚至萎缩，由手指或脚趾逐渐延上下肢蔓延，呈手套或袜套样对称分布。有些患者在停止化疗后症状仍会持续很久，甚至恶化，这一现象被称为"滑行"，应用奥沙利铂最为明显。

化疗所致周围神经病变所表现的肢体麻木、疼痛、感觉异常甚至肌肉无力等症状属于中医学"痿证""痹证"等范畴，主要病因病机在于气血亏虚、经络瘀阻。艾灸具有化生气血、疏通经络、活血化瘀的作用，选取局部劳宫及涌泉穴可治疗化疗所致手足麻木，简单易行，疗效显著。

典型病例

案例：艾灸缓解结肠癌患者化疗后手足综合征验案。

患者女，68岁，河北省石家庄人。患右半结肠癌术后，来我科化疗，FOLFOX6方案，化疗4个周期后患者手足麻木逐渐加重，有时足抓不住地，站立不稳，双手麻木不能做精细动作，用中药外洗、十宣针刺不明显，查其手指肚瘪，知其气血明显不足，遂让其用麻麻艾艾灸劳宫、涌泉穴，每次每穴半小时以上，7 日后明显好转，两周后症状基本消失。

十八、术后不愈合

取穴：术口局部。

灸法：悬灸。

艾条：黄金艾。

灸量：温和灸，距离术口位置可稍远些，以局部温热为度，每日 1 次，每次半小时。

理说：术口不愈合在肿瘤外科常见，或因术口过深，或因体虚，或因感染，或因糖尿病。西医学缺乏有效办法。

中医学认为术后不愈合多属于气血亏虚，可局部采用温和灸法，促进局部气血通畅荣养，加速愈合。需注意的是艾灸时采用温和的力度，切忌力度过大，灼伤局部，反而不利于伤口的愈合。此外，日常需要保持伤口局部清洁，每日消毒，避免衣物摩擦或被褥捂闷，防止细菌滋生，发生感染。

也可采用薛己介绍的桑木灸法，桑木灸法：用桑木燃着，吹熄焰，以灸患处，每次灸片时，以瘀肉腐动为度，日三五灸，以消肿溃。若腐肉已去，新肉生迟，宜灸四周，此法可治痈疽发背不起，或瘀肉不腐，及阴疮、瘰疬、流注、臁疮、顽疮、恶疮等症。可以治虚补阳促脓，拔毒止痛。李时珍在《本草纲目》指出："桑木能利关节，养津液，得火则拔引毒气，而祛逐风寒，所以能去腐生新。"用此法若疮未溃则解热毒、止疼痛、消瘀肿，已溃则补阳气、散余毒、生肌肉。

典型病例

案例：艾灸促胆管癌术后不愈合验案。

患者男，39 岁，内蒙古自治区包头人。降结肠癌术后 3 个月，术口一直不愈合，术口长 10cm、深 1cm，边缘呈暗红色，时流稠黄色臭味液体，患者曾自行用黄纱条引流，效果不好，主刀医生找我会诊，给予黄芪桂枝五物汤加黄金艾温和艾灸，术后迅速愈合，不再流脓液，10 天后术口完全愈合。

十九、昏迷

取穴：神阙、气海、关元。

灸法：悬灸。

艾条：壮元艾。

灸量：每日每穴艾灸至少 1 小时，以皮肤耐受为度。

艾炷灸：每日每穴艾灸至少 1 小时，不计壮数。

理说：休克患者往往出现昏迷，在纠正休克同时如能加强艾灸，可使患者迅速摆脱危险。古人治疗昏迷患者多用艾灸，如"凡仓卒救人者，惟灼艾为第一""艾叶……生温熟热，纯阳也。可以取太阳真火，可以回垂绝元阳……灸之则透诸经而治百种病邪，起沉疴之人为康泰，其功亦大矣""夫人之真元，乃一身之主宰，真气壮则人强，真气虚则人病，真气脱则人死。灸补元气，取穴重在脐下，真气始动之地，任脉承任阴血，用之阳火，可免燥补之弊"。

艾叶禀纯阳之性，加之火本属阳，艾灸疗法两阳相得，能回垂绝之阳，可起到扶阳固脱、回阳救逆、挽救垂危之疾的作用。神阙即肚脐所在之处，位于任脉，并与督脉相表里，且为冲脉、带脉所过，与百脉相通。气海、关元同居下焦，乃先天元气生化之处。关元穴位于脐下 3 寸，为人身元阴元阳关藏之处，是"元阴元阳之关交"，主诸虚百损，具有培元固本、温阳补虚之功。气海"以大气所归，犹百川之汇海者，故名气海"，位于下焦，主一身之气机，具有升阳补气、补虚固本之效。艾灸气海和关元，借艾叶纯阳之性，大补元气，化生元阳。

《难经·八难》篇中记载："诸十二经脉，皆系于脐下生气之原。所谓生气之原者，谓十二经之根本也，谓肾间动气也。此五脏六腑之本，十二经脉之根，呼吸之门，三焦之原，一名守邪之神。"此外，《伤寒论》少阴病提纲中指出："少阴之为病，脉微细，但欲寐"，昏迷患者已经是"寐"的状态，为阳气极虚，应紧急恢复阳气。"孤阳不生，孤阴不长"，神阙、气海、关元均位于任脉上，任为阴脉，寓"阴中求阳"之意，艾灸这些穴位则阳生而不亢，阳得阴助而生化无穷。肿瘤患者昏迷属于危急症，艾灸力度宜大，时间宜长。

典型病例

案例 1：胃癌昏迷久之后长期生存验案。

韩某，女，青年，山东人。为晚期胃癌患者。（据网友"圣地没牙"记录）

2012 年 3 月 13、14 日，Z（患者称呼）分别抽了腹水，之后明显虚弱。14 日晚上，除原有的腹痛和低热外，还出现了一个新的症状"口渴"。得知她已好几天没有大便后，我要求 Z 妈第二天替她灌肠。15 日，Z 妈说 Z 不肯灌肠，依然发热、口渴、肚子胀痛（以右腹部为主）。16 日，Z 右后腰也胀痛，并出现排尿无力，其他症状依旧。当时我推测排尿无力是盆腔肿瘤压迫造成的。17 日早上，Z 来电话说排不出尿了，想尿而尿不出。那天我本打算去某风景区住几天，见情况严重便取消了计划。当天下午，Z 去了医院，插了导尿管，但只导出约 50mL 小便。后来又抽了腹水，之后腹痛、口渴、吐酸水，舌苔据说是白的，湿润。晚上临睡前与她通话时，她神志迷糊，用唱歌似的腔调不断地说话……我感到情况严重。一年前她几次病危昏睡时，也常说梦见去世不久的奶奶和爸爸。

18 日那天，Z 的病情变得更为危险，全身浮肿，腹部胀痛难忍，肚子大得血管毕露，神志越来越迷糊，嘴里不停地吐黏液，呼吸困难，点滴也打不进了。医生说，Z 随时可能去世。

半夜的时候，Z 妈发 QQ 给我说：Z 要走了，寿衣是不是先不穿？这条消息我是第二天早上才看到的。除此之外，我还看到 Z 妈的 QQ 签名改成了"寂静的夜，宝贝啊，睡吧"。我问 Z 妈 Z 走了吗？她回答说是的。

Z 妈接着说："如果 Z 能活过来，我绝不会再训她。"我也为自己有时对 Z 不耐烦而感到后悔。Z 妈又说："我相信 Z 有顽强的生命力。"我正对此话感到不解，她又说："Z 的心电监护还没有撤掉。"难道她还没死？我精神一振。Z 妈说："夜里抢救过两次，现在已经没有反应了，心跳也没有了，数据表明已接近死亡，靠氧气才维持着微弱的呼吸。医生已经要求拔掉氧气。我还想再等等。"

得知 Z 还没被宣布死亡，我立刻决定做最后一搏：建议四逆汤＋来复汤敷脐，并请针灸医生艾灸关元穴，直接灸。四逆汤加来复汤敷脐，以前 Z 心衰的时候我给她用过，有一定效果。当初之所以采用敷脐，是因为药太热，内服容易造成出血，敷脐安全一些，只敷一天大多没事，回阳救逆力量的不足通过内服高丽参和其他中药加以弥补。这一次采用敷脐当然还因为 Z 已无法喝药。艾灸关元穴是我在黄金昶老师博客里看到过的急救法，我想不起他当时灸的是否只有关元一个穴位，也许还有神阙（肚脐），但我没有时间去核实，情况紧急时顾不了那么多。

我提出"最后一搏"建议的时间是上午 9 点 40 几分，中午 12 点左右，Z 打电话给我了，虽然听上去很虚弱，但已经能说几句话了。1 点多时，Z 妈告诉我说：Z 好了，又活过来了。我问她："是自己活过来的，还是艾灸之后？"她说是艾灸之后，关元穴灸了好几壮，另外开大了氧气。敷脐药刚由 Z 的小姨送到，还没来得及用。因为走得急，Z 的小姨路上还摔了一跤。

2012 年 8 月 3 日，刚从一次肝转移癌破裂的危险中死里逃生的 Z 因故赌气拒绝服药，并把自己关在房里。到第二天，病情再次恶化，全身不停地抽搐（脑转移），再次被送进医院抢救。据说 Z 抽搐的情形很吓人，她的表姐和小姨都不敢进病房。医生称病情危重，没有希望了。从 8 月 4 日下午到 6 日，院方接连发了三张病危通知。

8 月 5 日中午，我劝 Z 妈再次尝试艾灸神阙、关元，Z 妈说看 Z 现在这么活着太遭罪，不想折腾了。不过当天下午，她还是找针灸科医生替 Z 艾灸了神阙、关元。结果到傍晚时，Z 好转很多，打了大半个小时的电话。

第二天，Z 的情况再次恶化，医院发出 Z 此次住院的第四张病危通知。我建议继续艾灸，并调整了中药。到第三、四天，Z 终于又一次摆脱危险。

直至 2020 年 3 月份，我短信咨询其外甥女考研的事项，得知 Z 还活着，从下病危至今已经 8 年！

艾灸绝不是养生保健这么简单，其在重病疑难病治疗有明显的优势，值得我们同道好好挖掘研究。

案例 2：艾灸治疗胆囊癌休克验案。

2010 年 11 月笔者到广州某肿瘤医院会诊，患者为胆囊癌大量腹水发热老年女性患者，在我诊视时因痰滞喉间引起昏迷、休克 4 小时，手足冷，血压下降，常规药物都处理过了，丝毫无好转迹象。我面对着患者苍白的脸和家属焦急、信任的目光，决心使用艾灸。由于一时无法找到无烟艾条，就用艾卷熏治神阙、关元，仅仅灸了 20 分钟，护士就来阻止了，因为烟雾太大，怕引起火灾，坚决不让灸治，我们只好在外面休息室休息，不一会患者儿子来告知，患者已苏醒，呼之能应，手足渐温，并把防火感应器用塑料纸包好，建议继续灸，再次灸治 20 分钟后护士又来阻止，只好再次停下来，继续休息，同时在省城药店继续寻找无烟艾条。大概 10 分钟后，家属高兴地告知患者睁眼了，可以听懂别人话语，表达自己意见了，手足能伸缩。晚上 11 点找来 6 根无烟艾条，继续灸治，患者两眼有神了，手足温，停用升压药后血压恢复正常，血氧饱和度即使在吸痰时仍能在 92% 左右，心率由原来的 95 次 / 分左右降到 86 次 / 分左右，呼吸也由原来的 34 次 / 分降到 26 次 / 分左右，一切变得平稳了。

中医学认为，神阙、气海、关元是真气蓄积的场所，病危患者元气大虚，灸这些穴位可以激发元气，治疗危重患者诚可行也、可信也。

特别强调：①治疗危急症时中脘作用不大，不必灸中脘而耽误时机。②如若肿瘤患者为逐渐衰竭患者，十分消瘦，在弥留之际用艾灸效果不佳，缘由真气已经耗竭，灯枯油尽，艾灸无济于事。

二十、尿失禁

取穴：长强、八髎。

灸法：悬灸。

艾条：壮元艾。

灸量：每日每穴艾灸至少 1 小时，以皮肤耐受为度。

理说：尿失禁是前列腺癌、膀胱癌术后常见的并发症，其发生的主要原因有尿道外括约肌损伤、膀胱颈部挛缩、膀胱逼尿肌功能不稳定，且与患者年龄也有一定的关系。传统中医讲尿失禁归属于"遗溺""小便失禁""小便不禁"等范畴，《灵枢·九针》篇云："膀胱不约，为遗溺。"论述其病位在膀胱。《素问·灵兰秘典论》云："膀胱者，州都之官，津液藏焉，气化则能出矣。"膀胱功能气化正常，尿液正常排出。此外，肾与膀胱相表里，肾为先天之本，开窍于二阴，主司开阖，与尿液的正常排泄密切相关，《诸病源候论·小便不禁候》中有云："小便不禁者，肾气虚，下焦受冷也……不能温制其水液，故小便不禁也。"基于以上膀胱气化失司，肾虚致下焦虚寒导致了尿失禁的病因病机，治疗方法上可采用温补阳气的艾灸疗法，选用长强、八髎，既可温通下焦虚寒，又可固摄膀胱气化功能，从而达到治疗尿失禁的作用。

典型病例

案例：艾灸长强穴治疗尿失禁验案。

患者男，65 岁，北京人。为膀胱癌术后，反复膀胱灌注，出现膀胱麻痹，小便失禁，每日 24 小时佩戴尿不湿，自嘲变为儿童。

用艾灸长强穴，每日 1 次，每次 30 分钟。两天后白天小便自知，能控制，夜晚仍小便失禁，继续艾灸 10 天后，小便失禁治愈，从此之后小便正常。

二十一、改善免疫

取穴：中脘、关元，或身柱、膏肓。

灸法：悬灸。

艾条：升白艾。

灸量：每日每穴艾灸至少半小时，以皮肤耐受为度。

理说：中脘穴为胃之募穴，为腑会，是手太阳经、手少阳经、足阳明经、任脉的交会穴，可沟通诸经，与脾胃功能密切相关。中脘穴可以固护后天气血生化之源"脾胃"，脾胃功能良好，可以很好地将水谷精微化生气血从而滋养人体内脏、经脉及四肢百骸。关元穴位于脐下 3 寸，为人身元阴元阳关藏之处，是"元阴元阳之关交"，主诸虚百损，具有培元固本、温阳补虚之功。加之艾灸调和气血、补虚培本的作用，所以艾灸中脘和关元穴可以培元固本、滋养先天和健运脾胃、补益后天，填精补髓，起到改善机体免疫功能的作用。

此外艾灸膏肓、身柱也可以明显升高白细胞数，无论粒细胞、淋巴细胞数均有明显增加。

提到免疫，大家第一反应是 PD-1、CAR-T 疗法。CAR-T 主要作用于血液肿瘤，因为无法进入实体瘤，故对实体瘤效果不显。"免疫检测点抑制剂"作为明星药，被广泛使用，事实上即使恢复了 T 细胞功能，这个被肿瘤细胞欺负过的"病猫"T 细胞能对"凶鼠"这个肿瘤细胞又奈何？这个理不言而喻。这些药只是肿瘤治疗历史中一个"过客"。再者说了，不是所有肿瘤细胞都释放 PDL-1，"免疫检测点抑制剂"不适用于所有肿瘤。

未来能彻底消灭肿瘤的是免疫，是患者的基础免疫，也就是患者本身强弱。肿瘤细胞是每个人都存在的，只要当人免疫低下时肿瘤细胞才活跃，才容易形成肿瘤。古人说"壮人无积"，就是说身体强壮的人不容易得肿瘤。有研究证实，当 T 细胞功能足够强时，肿瘤细胞释放的 PD-L1 乖乖待在肿瘤细胞内质网上，不释放到血液，就对人体造成不了伤害。目前西医学还不能解决基础免疫这一难题，恢复肿瘤患者基础免疫一直是现代肿瘤学重点攻关方向。

西医学治疗手段如化疗、放疗以及一些靶向药物对肿瘤细胞杀伤的同时会损害患者基础免疫。如何保证在攻击肿瘤的同时，免疫细胞参与协同治疗发挥最大作用而且不受损害是每个肿瘤工作者需要解决的，也是每个肿瘤患者所必需的。

肿瘤免疫微环境与骨髓免疫微环境息息相关，肿瘤免疫微环境关乎肿瘤发生发展转移，肿瘤内部免疫细胞绝大多数来自骨髓免疫细胞。肿瘤细胞要生长，首先释放趋化因子，进入骨髓让不成熟的髓样免疫抑制细胞释放出来，汇集到肿瘤周围，促进肿瘤生长转移。可见只有保护好肿瘤患者骨髓才能改善肿瘤免疫微环境。

白细胞内部有粒细胞、淋巴细胞，这些都是抗癌主力军，艾灸升白作用不仅仅是解决免疫细胞数量问题，而且还可以很好解决免疫细胞质量功能问题，解决肿瘤患者基础免疫问题。

艾灸的作用不止如此，还可将免疫抑制细胞改邪归正变为免疫辅助细胞，让原本帮助肿瘤的免疫抑制细胞改为攻击肿瘤的免疫细胞，如艾灸能促进肿瘤相关巨噬细胞由 M2 型（坏的）向 M1 型（好的）极化；调控 Treg 细胞（抑制性 T 细胞的一种功能亚群）的免疫抑制作用；削弱肿瘤相关成纤维细胞的促肿瘤功能等。

艾灸改善免疫有三方面作用：①可增加免疫辅助细胞数量和功能。②可保护骨髓免疫微环境，不被肿瘤细胞诱导变坏。③可让部分免疫抑制细胞改邪归正，协同抑瘤等。

第七节　艾灸治疗腹盆腔肿瘤

腹盆腔肿瘤位于人体腹腔和盆腔，从中医的概念来讲，居于人体中下焦，古称阴菌、阴茄、阴蕈、阴中息肉、石瘕、蚀疮等。根据阴阳辨证，腹盆腔肿瘤属里属下，为阴。湿邪下趋，寒邪易中，腹盆腔肿瘤多寒多湿，治以祛湿散寒为主，因此艾灸对腹盆腔肿瘤有很好的作用。

古代就有应用艾灸疗法治疗腹盆腔肿瘤的记载，唐代医家孙思邈在《备急千金要方》中指出："然腹脏之内为性，贪于五味无厌成疾，风寒结瘤，水谷不消，宜当熟之……若病重者，皆当三报之，乃愈病耳。若治诸沉结寒冷病，莫若灸之宜熟。"腹部艾灸时壮数宜多宜熟，对于沉结寒冷的肿瘤类疾病同样也是如此。又如《千金翼方》中对癥瘕的治法："小腹坚大如盘盂，胸腹中胀满，饮食不消，妇人癥聚瘦瘠，灸三焦俞百壮，三报之。灸内踝后宛宛中，随年壮，灸气海百壮。久冷及妇人癥癖，肠鸣泄利，绕脐绞痛，灸天枢百壮，三报之。"《针灸大成》认为妇人肿瘤应多灸为妙："妇人血气癥瘕坚积，脐下冷痛，子宫断绪，四度刺有孕，使胞和暖，或产后恶露不止，月事不调，血结成块，尽能治之。针八分，留五呼，得气即泻，更宜多灸为妙。"《景岳全书》云："凡坚硬之积，必在肠胃之外，募原之间，原非药力所能猝至……然此坚顽之积，非用火攻，终难消散，故莫妙于灸。"

因腹盆腔肿瘤多寒多湿，故艾灸时间宜长，力度宜大，灸量宜大，方能起效。《本草纲目》中提到："艾叶……生温熟热，纯阳也。可以取太阳真火，可以回垂绝元阳……逐一切寒湿，转肃杀之气为融合。灸之则透诸经，而治百种病邪，起沉疴之人为康泰，其功亦大矣。"《身经通考》中指出气海、天枢为女人癥瘕要穴："如癥瘕，灸气海、女人天枢二穴。"在临床中我们应用艾灸治疗腹盆腔肿瘤的穴位选择主要以神阙、气海和关元穴为主。

神阙穴位于脐中，"脐者，命蒂也"，是先天真气之所系，是生命之源，元气所在，与丹田、命门相通。且与十二经脉联系紧密，与任、督、冲、带脉均有直接的联系。神阙穴具有特殊的解剖结构，具有皮肤壁薄、渗透力强、敏感性高、吸收力强、容易储药等独特的优势，艾灸神阙穴可以使艾灸的热量更快地沿经络传导。

气海穴和关元穴均居于下焦，可温通局部气血，祛寒湿，直接作用于腹盆腔肿瘤；气海穴和关元穴均位于任脉，任脉主一身之阴，有"阴脉之海"之称，王冰认为："谓之任脉者，女子得之以妊养也。"《素问·骨空论》中有记载："任脉为病，男子内结七疝，女子带下瘕聚。"这里所说的"瘕聚"即为我们经常说的妇科肿瘤积块等。因此艾灸气海穴和关元穴可调冲任气血，濡养胞宫；气海穴为生气之源，总调下焦气机，具有升阳补气、补虚固本之效。关元穴位于脐下3寸，是元阴元阳之关交，为足三阴之会，可疏肝健脾、养正行气消积，"主诸虚百损"，具有培元固本、温阳补虚之功。

我在三十多年肿瘤治疗过程中发现，艾灸治疗腹盆腔肿瘤效果明显，尤其是对于卵巢癌及腹腔淋巴结等效果显著。诚如薛己所言："至阴之下，药力在所难到，专假药力，则缓不及事，不若灸之为良。"

艾灸治疗腹盆腔肿瘤效果好，可见到肿瘤缩小甚或消失。《肘后备急方》的"治痈疽妒乳诸毒肿方"中记载"余尝小腹下患大肿，灸即瘥。多用之则可大效也"，也指出艾灸对腹盆腔疾患效果好。

其他部位肿瘤也可用艾灸，借助艾灸快速恢复元气、助力各部位肿瘤稳定是临床非常常见的。

如能结合各脏器肿瘤对应的背俞穴如膈俞穴等做隔物艾灸，也可以抑瘤，但我们正在做肺癌、肠癌、妇科肿瘤疗效观察，结果有待后续报道。

但务必注意，如用艾灸治疗舌癌、咽喉癌，须在专业医师指导下进行。

如古人所言痞根穴、今人所言"抗癌穴"治疗肿瘤，效多不显，不可信。

第八节　艾灸降低肿瘤标记物

肿瘤标记物是指由恶性肿瘤细胞产生的物质，或是由于肿瘤的存在导致机体产生的物质。其来源主要有四：一是肿瘤基因过表达产物，如 AFP、CEA；二是肿瘤细胞的代谢产物，如糖酵解产物、核酸分解产物；三是肿瘤细胞坏死崩解释放进入血循环的物质，如细胞角蛋白 19 片段（CYFRA21-1）；四是肿瘤宿主细胞的反应性产物，如早期抗原 IgA。这些肿瘤标记物存在于肿瘤患者的组织、血液和排泄物中，反映了肿瘤生长或变化的特征，因此检测肿瘤标记物可用于监测肿瘤的发生、发展和疗效，与影像学检查、组织病理并列成为肿瘤三大诊断方法。

进入 21 世纪，中医的辨证不能单纯靠舌脉和症状，很多西医的检查、检验的指标可作为中医辨证的依据。

肿瘤标志物有很多，我目前认识比较清楚的主要有以下六种：CEA、CA19-9、CA125、CA724、CA153 和 AFP。CEA 往往与痰火有关；CA19-9和湿关系密切；CA125 和寒有很大关系；CA724 反映痰和瘀；CA153 多见于痰和郁；AFP 和肝火、郁滞有关系。

艾灸可以降低的肿瘤标记物主要是 CA19-9、CA125，如能正确艾灸，这些指标很快就可以降下来。

艾灸中脘降低 CA19-9，每日 1 次，每次半小时以上。曾有一位会计师，体检发现 CA19-9 达 67 kU/L，做了 PET-CT 和胃肠镜检查未发现占位性病变，无药可用，其医生朋友介绍其来找我看病，嘱其黄金艾艾灸中脘，每日 1 次，每次半小时，半月后复查 CA19-9，降至正常，为 11 kU/L，胃肠不适感觉消失。

壮元艾重灸中极穴可降 CA125，每日 1 次，每次 1 小时以上。广东省肇庆市一位卵巢癌复发患者，患者身体孱弱，需女儿搀扶来诊，嘱其艾灸中极穴，特别强调要重灸。患者女儿非常认真，一边哄着妈妈忍耐艾灸不适，一边认真艾灸中极穴，每天艾灸 4 小时，水泡起来艾灸下去，水泡又重新出现，一月后艾灸部位有很厚灸疮，CA125 从 6732 kU/L 降到 2361 kU/L，身体明显好转，可以自行走路来诊。

第九节　艾灸防治肿瘤复发与转移

一、中医对肿瘤复发转移的认识

目前肿瘤复发转移机制不是很清楚，无法指导临床科学预防。我对肿瘤复发转移思考了多年，临证验证多年，对肿瘤复发转移有较为深入的认识。

1. 复发多为虚与郁

大家仔细研究发现，容易复发的多是肉瘤和乳腺癌。乳腺癌复发多与原发病灶在肋间隙或乳房过大、切除乳房组织过多、缝合时过紧有关，乳腺癌患者术后多局部紧而不适，此为郁。

肉瘤容易复发的部位多为腹盆腔、四肢、腰骶椎部位，是因为手术切除部位损伤了血管、淋巴管、筋膜、神经等组织，手术部位组织液渗出，瘀积日久形成复发灶，肉瘤患者多元气不足，腹盆腔肿瘤也多为元气不足所致，四肢肉瘤为脾肾不足，肉瘤之所以复发，是元气不足、复发部位气滞血瘀、瘤络瘀阻。

2. 转移有病灶部位瘀、循环慢滞和情绪影响三因素，虚是核心病机

转移灶部位瘀是形成病灶的关键因素，瘀阻可使癌细胞聚集成团，发为病灶，如打散聚集的癌细胞很难形成病灶。这种瘀多来自一些不能自查的习惯，如长期一个姿势，骶尾椎转移往往是因为坐在沙发上把脚翘在茶几上，长期压迫骶尾椎；颈椎转移多见于低头工作的人；肋骨转移多见于爱生气的人；胸椎转移多见于含胸久坐之人；腹股沟转移多见于性格内向、双足平齐或内收之人；脑转移多因颈椎长期不适或颅底肌肉疼痛；一侧骨转移多因身子一侧倾斜或一侧卧位。这些姿势造成肿瘤局部压力增高出现瘀阻，容易形成转移灶。

循环慢滞是指血液和淋巴液循环慢，血道、淋巴管是肿瘤转移的重要途径，如果血液和淋巴液循环慢，容易让癌细胞在瘀阻部位停下来，癌细胞不停地汇集，形成病灶。造成血液和淋巴液循环慢的原因有两个，一是高脂饮食，2017年《Nature》杂志一篇文章指出，高脂饮食通过肿瘤细胞的细胞膜上 CD36 促进肿瘤细胞转移；另一个是高盐饮食，过咸可浓缩血液造成血瘀，血瘀同样也会促进肿瘤细胞转移。

另一因素是持续情志刺激。假如身体某一部位瘀堵不重，循环即使缓慢，有时还不至于完全瘀阻形成病灶。促使其形成病灶的往往是持续地情绪刺激，如脑转移患者多为易怒之人，怒则气上，使气血涌到头部加重瘀阻；恐则气下，肾癌、肠癌患者容易紧张、恐惧，紧张恐惧情况下气血下行，出现腹盆腔转移。

长期一个姿势、循环缓慢和情绪刺激是造成转移的三因素，单纯一个因素也不容易造成转移。

但是不可否认"正虚是转移的核心病机"。《活法机要》曰："壮人无积，虚人则有之。"《医宗必读》也指出："积之成者，正气不足，而后邪气踞之。"假如患者正气充足，气血调畅，瘀积可通、循环加快，转移灶很难形成。

二、艾灸改善全身免疫，预防复发、转移

肿瘤转移有其规律和先兆，肿瘤虽然表现为局部病变，但与其所在脏腑经络正气不足有密切关系。在扶正方面，艾灸作用必不可少，正如窦材所言"保命之法，灼艾第一，丹药第二，附子第三"，在解决危急重症方面，艾灸的作用非药物能及。因此，艾灸快速扶正以预防肿瘤复发转移的作用不可忽视。扶正穴位要重视原穴、募穴、合穴以及背俞穴；任脉、督脉等奇经八脉对十二经脉的调补作用不可忽视。多脏腑转移时要重视经脉之间交会穴。

最为直接的扶正穴位为身柱、中脘、关元，分别补上、中、下三焦。中脘、关元是核心穴位。肿瘤生长时会释放一些趋化因子，让骨髓产生不成熟免疫细胞（称作髓样免疫抑制细胞）释放到血液中汇聚到肿瘤周围，刺激肿瘤生长。艾灸促进骨髓造血，让免疫细胞变成熟后释放到外周血从而抑制肿瘤生长，符合"扶正以祛邪"概念。艾灸改善免疫功能的作用应该且必须高度重视。

遗憾的是当今中医工作者对艾知之不多，诚可悲哉！古之大医皆针灸药熟烂于心，如葛洪、孙思邈、王焘、窦材、刘完素、李杲、朱丹溪、杨继洲、张景岳、薛己、吴谦等。艾之火是纯阳之火，具有走三阴、通十二经之功，灸火连续燃烧，可使艾火的纯阳温热之气由肌表透达经络，由经络传至脏腑。《扁

鹊心书》也说："医之治病用灸，如煮菜需薪，今人不能治大病，良由不知灸艾故也。世有百余种大病，不用灸艾，如何救得性命，劫得病回。"就是要我们用艾灸之火，来补充身体的阳气。灸火的热力，施治于穴位，温热流通于经络，犹如阳光普照，阴霾四散，大有阳和之功，而成温阳散寒、养血通脉、补骨益髓之效而愈病。尤其是关元穴、神阙穴、命门穴，位居下焦真阴真阳之处，就有温热之气，能直达精宫以助元阳。正如《红炉点雪》一书中讲到"火有拔山之力""若病欲除其根，则一灸胜于药力多矣"，还指出"若年深痼疾，非药力所能除，必借火力以攻拔之"。

医者不知艾灸防治肿瘤及其并发症，诚可悲哉！

三、预防肿瘤复发转移需早灸、重灸

肿瘤，从其疾病复杂性和社会危害性来看，属当之无愧的大病，《名医别录》讲"灸治百病"，《扁鹊心书》提出"大病宜灸"。李梴《医学入门》写道："药之不及，针之不到，必须灸之。"认为奇经八脉受病时，病位深，病情复杂，病势危重，针药效果不显时，还必须用艾火灸之。由此可见，艾灸在大病、重病中治疗作用不容置疑。

肿瘤为消耗性疾病，随着病情发展，一旦恶病质，则伤及真元，撼动了生命的根本。因此肿瘤强调早发现、早诊断、早治疗。艾灸也应当是在发病早期介入，可以说，艾灸越早介入，获益越大，正如《扁鹊心书》所谓早灸才能"阳气不绝，性命坚牢"，在预防肿瘤复发转移、延长无病生存期以及总生存期中发挥作用。在肿瘤晚期，亦或是危重阶段，患者全身脏器功能衰退，尽管效果不如早期艾灸，但对延缓疾病进程、减轻患者症状也有一定作用。

但值得注意的是，普通的保健灸对肿瘤的治疗作用非常有限，甚至是无效，有时不恰当艾灸则会起反作用。治疗肿瘤需要重灸，普通疾病艾灸三五十壮艾炷，而《铜人腧穴针灸图经》指出"凡大病宜灸脐下五百壮"，也就是说，治疗肿瘤一类的大病，灸量至少是普通疾病或是防病保健灸的10倍以上。因此，如果有人质疑艾灸治疗肿瘤的疗效，至少要先评估艾灸量是否足够，病重"药"轻，又谈何取效呢？

需强调的是，针对寒湿瘀血等阴寒之邪凝集的肿瘤，不仅要早灸，还必须重灸才能出现转机，同时无论出现任何情况，医生与患者都必须坚定信念，一旦抓住了肿瘤复发转移的核心病机，在合理的西医治疗基础上，坚持艾灸，以扶助元阳、匡扶正气，破坏癌细胞生长、生存环境，肿瘤的复发转移也将得以控制。

四、预防复发转移的艾灸处方

取穴：早中期身柱、中脘、关元；病重膏肓、命关（又名食窦穴）、神阙、关元。

灸法操作：选用壮元灸，每日 1 次，每次每穴悬灸至少 1 小时，甚至 24 小时持续艾灸，温度以皮肤耐受为度。

《神灸经纶》一书指出："灸疗亦与地并重，而其要在审穴，审得其穴，立可起死回生。"病在早中期患者，艾灸身柱、中脘、关元就可以有效抑制复发转移；但是如病情危重，必对膏肓、命关、神阙、关元等穴重灸方可有效。食窦穴，窦材命之为"命关"，以其"能接脾脏真气，治三十六种脾病。凡诸病困重，尚有一毫真气，灸此穴二三百壮，能保固不死。一切大病属脾者并皆治之"，可与膏肓穴并用，益阴补阳，犹宜耗损之暗疾。孙思邈云"膏肓无所不治"。《扁鹊心书》指出："夫人之真元，乃一身之主宰，真气壮则人强，真气虚则人病，真气脱则人死。""灸补元气，取穴重在脐下，真气始动之地，任脉承任阴血，用之阳火，可免燥补之弊。"病重者选穴重在补元填髓、灸量宜大。

窦材所言"土成砖，木成炭，千年不朽，皆火之力"，火之力当为艾灸，王焘也云灸为"医之大术，宜深体之，要中之要，无过此术"，世医不识灸，当为《灵枢·九针十二原》所云"疾虽久，犹可毕也。言不可治者，未得其术也"。

第三章

常见艾灸问题答疑

——本部分内容视频见『华佑众生工作室』

我们曾在黄金昶工作室征求过癌症患者艾灸过程中诸多问题，针对大家问题进行统一回复，现将对肿瘤患者艾灸时常见的问题进行了归纳整理。具体操作视频见「华佑众生工作室」。

第一节 艾的品质和作用

一、艾叶的功效

1. 艾叶扶阳祛湿、理气活血

艾叶，又名艾蒿、艾草，是一种常见的中草药，具有温阳、调理气血、散寒祛湿、止血安胎等功效，常用于虚寒性的月经不调、经血过多、崩漏、妊娠下血、腹部冷痛、菌痢、黄水疮、鼻炎等症，有止咳、平喘、祛痰、抗菌、抗过敏、镇痛、止血等作用。

艾草的药用，在我国至少有三千年的历史，作为药物正式记载始见于南朝陶弘景的《名医别录》，该书对艾叶的药性理论做了较全面的论述："味苦，微温，无毒。主灸百病，可作煎，止下痢、吐血……生肌肉，辟风寒，使人有子……艾，生寒熟热，主下血、衄血、脓血痢，水煮及丸散任用。"《本草纲目》记载其以叶入药，性温，禀纯阳之性，通十二经，具有回阳气、理气血、逐寒湿、暖宫寒等功效，所以成为了施灸的最好原料。

煎汤外洗可治湿疮疥癣，祛湿止痒。

艾草炒炭可止血，治虚寒性月经过多，崩漏带下，妊娠胎漏，如胶艾汤。

艾叶研细末做香囊，可以防流感。

艾叶燃烧烟熏可预防疫病，做空气消毒，是自晋代葛洪以来历朝历代防疫重要手段。

艾草可食用，可炒鸡蛋、蒸包子、包饺子、烙饼、熬粥、做茶等。

家中有艾草可驱蚊、防蚊虫叮咬。

艾灰有特殊作用，后面有专门论述。

艾叶是祛湿作用很强的药物，古有"艾烟寻水"的故事，讲的是古代行军打仗时，千军万马随时需要水，假如就近发现不了水源，就将随车带的艾草集中点燃，观察烟的去向，艾烟向有水的方向飘去，且往下渗透的艾烟就会随水一同蒸发升腾，这时军队找寻水雾冒出的地方，深挖下去就可以找到地下水源。艾草喜高山阳面临水的地方，据此推断艾草祛湿。

2. 灸火治百病、延年益寿

自古以来，针对灸火选材亦有所讲究，《隋书·经籍志》所载《黄帝针灸虾蟆忌》已有记载：松、柏、竹、橘、榆、帜、桑、枣等八木不宜作为灸火之说，因为其对人体有所伤害，所以逐渐被淘汰，但桑树灸在后世亦有用之者。槐木火灸，病疮易瘥，但艾叶熏灸则疗效最著，故多用艾叶来代替其他灸疗。

古之将艾草称之为冰台，有"冰台取火"的典故，《博物志》记载："削冰令圆，举而向日，以艾承其影，则得火，故艾名冰台。"灸疗在春秋战国时代已颇为流行，汉墓出土的《五十二病方》《阴阳十一脉灸经》《足臂十一脉灸经》《脉法》《武威汉代医简》中均作"久"字。"久"以后演变为"灸"字。汉代许慎《说文解字》曰："灸，灼也，从火。"从甲骨文字形的研究考证，现代胡厚宣认为："我释床，亦即麻字……字当象一人卧病床上，从木象以火艾灸病之形。"

灸法已在殷代出现。灸字由"久"和"火"两个字组成，"久"的意思是指"时间长"，"火"是象形字，指物质燃烧后发出的光和焰，所以最早的"灸"字可理解为"长时间用火烧灼"的意思。灸起初主要是用于治疗寒证的。如《素问·异法方宜论》曰："北方者……风寒冰冽，其民乐野处而乳食，脏寒生满病，其治宜灸焫。"唐代王冰注："火艾烧灼，谓之灸焫。"用这种烧灼疗法治疗"藏寒生满病"是颇有疗效的，以后逐渐发展为治疗全身不同性质的多种疾病。《左传》成公十年(公元前581年)载，晋景公病，延秦国太医令医缓来诊，医缓说："疾不可为也，病在肓之上、膏之下，攻之不可，达之不及，药不治焉。""攻"即是灸法，"达"即是刺法。艾草燃烧用于灸法，其温热刺激能直达深部，经久不消，而普通火热，则只觉表层灼痛，而无温煦散寒之效。

古人将太阳称为天之阳，艾称为地之阳，艾灸之火力，正是借太阳之火力，驱散机体的阴寒之邪。万物生长靠太阳，生命以阳气为本，得其所则人寿，失其所则人夭。艾之火是纯阳之火，具有走三阴、通十二经之功，灸火连续燃烧，可使艾火的纯阳温热之气由肌表透达经络，而经络内连脏腑，能使阳气通达五脏六腑。《扁鹊心书》也说"医之治病用灸，如煮菜需薪"，就是要我们用艾灸之火，来补充身体的阳气。灸火的热力，施治于穴位，温热流通于经络，犹如阳光普照，阴霾四散，大有阳和之功，而成温阳散寒、养血通脉、补骨益髓之效而愈病。尤其是关元穴、神阙穴、命门穴，位居下焦真阴真阳之处，就有温热之气，能直达精宫以助元阳。正如《红炉点雪》一书中讲到"火有拔山之力""若病欲除其根，则一灸胜于药力多矣"，还指出"若年深痼疾，非药力所能除，必借火力以拔之"。

"灸治百病，火力之功，无病施灸，延年葆和""灸用太阳之精，火力也。其火必可透肌入脉而不燥伤人始能用之。能引火力之物颇多，道家炼丹之锭方多性烈，不宜常人，医言灸法之正，必以艾灸之火""夫人之真元，乃一身之主宰，真气壮则人强，真气虚则人病，真气脱则人死。灸补元气，取穴重在脐下，真气始动之地，任脉承任阴血，用之阳火，可免燥补之弊""一年辛苦唯三百，灸取关元功力多，健体轻身无病患，彭篯寿算更如何""古人灸法，本无一症不可治，艾之大用，唯此最多"等都是对艾灸功效赞美。

"艾草为百草之王"绝非空谈，艾草在先秦已是重要的常用药物。《王风·采葛》就是一首讲采药少女故事的诗歌："彼采葛兮，一日不见，如三月兮！彼采萧兮，一日不见，如三秋兮！彼采艾兮！一日不见，如三岁兮！"采葛为织布，采萧为祭祀，采艾为治病。《孟子·离娄》篇载："犹七年之病，求三年之艾也。"《春秋外传》有"国君之艾，大夫知艾"等记载。《庄子·杂篇·让王》有"越人熏之以艾"之句，则是艾灸的较早记录。

清末道光帝之前（1822年之前），上至王侯将相、下至黎民百姓都喜以艾治病，我国历史上第一部灸法专著《曹氏灸方》是三国时期曹翕（曹操之子）所撰写的；《宋史·太祖纪》记载："太宗尝病亟，帝（指宋太祖）往视之，亲为灼艾。"而且唐宋时期出现了以施行灸法为业的灸师，唐·韩愈的《谴疟鬼》诗云："灸师施艾炷，酷若猎火围。"描绘了大炷艾灼的场面。并有《灼艾帖》《灸艾图》面世。

艾灸养生的经典案例莫过于宋·窦材《扁鹊心书》介绍："绍兴间刘武军中步卒王超者，本太原人，后入重湖为盗，曾遇异人，授以黄白住世之法，年至九十，精彩腴润。辛卯年间，岳阳民家，多受其害，能日淫十女不衰。后被擒，临刑，监官问曰：汝有异术，信乎？曰：无也，唯火力耳。每夏秋之交，即灼关元千炷，久久不畏寒暑，累日不饥。至今脐下一块，如火之暖。岂不闻土成砖，木成炭，千年不朽，皆火之力也。死后，刑官令剖其腹之暖处，得一块非肉非骨，凝然如石，即艾火之效耳。"

我曾治疗一例子宫平滑肌肉瘤患者，湖北武汉人，67岁，盆腔广泛转移，在门诊诊治病情稳定，其女有严重痛经，每月有二十余天痛不欲生，常以头撞墙缓解疼痛，延请鄂沪京诸多名医无效，我查其上臂肌肉，瘦小无力，予健脾为功。时2020年3月初，武汉新冠疫情肆虐，无法来京诊治，病情加重，压迫输尿管，无小便，肿瘤部位很痛，双下肢水肿无法走路，急需手术缓解，因瘤体太大病情危重不敢手术，我告诉其女儿，加强艾灸气海、关元，每日4～6小时，数日后手术，肿物约20cm长，出血量很少，已备1000mL血液未用，家属甚是感激。我曾很多次艾灸治疗休克昏迷，屡屡获效。艾灸绝不是简单养生为用，对危急重症也能发挥重要作用。

李时珍父亲李言闻撰《人参传》《蕲艾传》，其比较人参与蕲艾，说"艾有参之功，参无艾朴实之德"，艾草有人参回阳救逆、补气补血、升阳举陷的作用，而人参没有艾草朴实惠民、普世传播的实用价值。

艾草虽易得，也被人尊为仙草、活人之草、百草之王。艾火当为圣火。

二、艾灸疗效与艾叶产地关系大吗?

客观地说，艾灸疗效与艾叶产地有一定关系，但艾灸疗效绝不限于产地。

历史上有四大名艾，均是宋代以后本草古籍、医学古籍所记载。

北艾：即现在的"九头仙艾"。宋代苏颂在《图经本草》记载："艾叶……今处处有之，以复道及四明者为佳。"李时珍在《本草纲目》也提及过："汤阴者谓之北艾。"复道为河南安阳市汤阴县所辖，即今天的伏道镇，其艾草又称为伏道艾、北艾。南宋诗人范成大曾写一首叫《灼艾》的诗："艾求真伏道，穴按古明堂。"强调灸取艾要寻伏道艾。

据《汤阴县志》载："明代官员作词咏艾，立碑记事，称汤阴艾园之艾，为药用第一，尊为仙艾。"《揽辔录》称："壬申过伏道，有扁鹊墓。墓上有幡竿，人传云：'四傍土，可以为药'。或于土中得小团黑褐色，以治疾。伏道艾，医家最贵之。"《北行日录》载："过伏道，望扁鹊墓，前多生艾，功倍于他艾。"宋时重汤阴艾可见一斑。汉献帝路过汤阴，曾写下了"艾草芊芊，植于汤南。疗我唇分，佑工身健"的诗句！可见北艾历史地位。

海艾：《图经本草》则记载曰："艾叶……今处处有之，以复道及四明者为佳。"提及了四明艾，四明，即是今天的宁波。《本草纲目》记载："四明者谓之海艾。"海艾也是在宋代时被发现，和北艾齐名。

蕲艾：明代李言闻作《蕲艾传》，这种艾草在李时珍的家乡湖北蕲州。《本草纲目》赞颂："自成化以来，则以蕲州者为胜，用充方物，天下重之，谓之蕲艾。"

祁艾：是专指产于河北安国的艾叶，在清宫医案中，就有不少关于祁艾的记载。清代小说家李汝珍晚年所著《镜花缘》载："以祁艾灸三次，治疣目（瘊子）落后永不复发。"据报道，"祁艾"治疗血小板疾患优势明显。

这些著作推动了四大名艾的美名。著名艾草不止这四种，宋代之前的晋代鲍姑多用红艾治病，"红艾"也称"红脚艾"，主要产于广东罗浮山及越秀区一带，《鲍姑祠记》中有所记述："鲍姑用越岗天然之艾，以灸人身赘疣，一灼即消除无有，历年久而所惠多。"

古人因交通不便、文化交流有限，所用艾叶皆为当地所产，如隋唐时期孙思邈、王焘均为陕西人，其对艾灸疗效认识并非源于四大名艾。所以临床应用艾灸时不必纠结于产地。

清代陈士铎在其《本草秘录》指出："野艾则天然自长于野世，得天地至阳之气，故能逐鬼辟邪、祛寒而散湿，其力实胜于蕲艾，岂可舍此而取彼哉。"临床实践确实如此，野生艾产绒率高，火力足。

艾灸疗效除野生、产地外，还与年份、艾绒比例有关。此外与作用靶点"艾灸穴位"密切相关，清代咸丰时吴亦鼎的《神灸经纶》引言中指出："灸疗亦与地并重，而其要在审穴，审得其穴，立可起死回生。"

总而言之，影响艾灸疗效不仅是艾草的产地，艾绒比例、年份、穴位、隔物灸药物组成以及艾灸技巧、灸量更为重要。

三、艾灸生产专家教你辨别艾绒质量的优劣

作为艾绒生产厂家，他们的经验值得大家参考，也告诉我们如何选择好艾条。

1. 观察艾绒的色泽

品质优良的艾绒呈土黄色，由于制作过程中可能存在少量的艾叶茎秆，故其中可能夹杂极少量的黑色细小颗粒。品质较差的艾绒呈青色、青黑色，其中夹杂大量杂质颗粒。

2. 体会艾绒的气味

品质优良的艾绒会散发出芳香、清淡的气味，会给人以温暖、舒适的感觉，不会感到刺鼻。品质较差的艾绒味道浓烈，有刺鼻或发霉等难闻的味道。

3. 感受艾绒的质感

品质优良的艾绒手感柔软细腻、蓬松，容易抱团。揉搓后不会有大量残渣掉落。若打开艾条的包装纸，其中的艾绒仍能保持完整的形态，不会松散。品质较差的艾绒手感粗糙，不抱团，揉搓后会有残渣掉落。若打开艾条包装纸，其中的艾绒会散落，不能保持完整的形态。

4. 感受艾绒燃烧时的火力

品质优良的艾绒燃烧时火力柔和，渗透力强，不会有灼烧肌肤感，灸感舒适。品质较差的艾绒燃烧时火力劲猛、刚烈，不柔和，渗透力弱，会有灼烧肌肤感，灸感较差。

5. 观察艾绒燃烧时的烟雾

品质优良的艾绒燃烧时烟雾较少且呈白色，不会有呛鼻及刺激感。品质较差的艾绒燃烧时烟雾呈黑色且浓烈，会有呛鼻及刺激感。

6. 观察艾绒燃烧时的速度

品质优良的艾绒细腻蓬松，杂质少，燃烧速度较快。而品质较差的艾绒由于其中杂质较多，在制作过程中会更加紧实，不易燃烧，燃烧速度较慢。

7. 观察艾绒燃烧后的灰烬

品质优良的艾绒在燃烧后灰烬成灰白色，摸起来细腻柔滑，不容易散落，仍能有较完整的形态。品质较差的艾绒在燃烧后灰烬成黑灰色，摸起来粗糙或

有杂质颗粒，散落成灰，不能保持完整的形态。

四、艾灸的作用是什么？

1. 灸火作用

艾灸是一种使用燃烧的艾条作用于人体穴位的中医疗法。艾灸主要作用有温经散寒、行气通络、扶阳固脱、消瘀散结、升阳举陷、拔毒泄热等作用。

温经散寒通络是其主要作用，以经脉陷下、阴阳皆虚、络脉坚紧者尤宜，善治虚损疾患，适应范围以寒证、虚证、阴证为主，正所谓"脏寒生满病，其治宜灸焫"。《灵枢·经脉》云："陷下则灸之。"《灵枢·禁服》亦云："陷下者，脉血结于中……血寒，故宜灸之。"故气虚下陷、脏器下垂之症多用灸疗。《灵枢·官能》篇曰："阴阳皆虚，火自当之。""经陷下者，火则当之；结络坚紧，火所治之。"李言闻说"艾有参之功"，事实上艾灸补虚回阳之力远超人参。

艾灸也善消瘀散结，治疗疗疮肿疡、癥瘕积聚。如《千金翼方》载治癥瘕法："小腹坚大如盘盂，胸腹中胀满，饮食不消，妇人癥聚瘦瘠，灸三焦俞百壮，三报之。灸内踝后宛宛中，随年壮，灸气海百壮。久冷及妇人癥癖，肠鸣泄痢，绕脐绞痛，灸天枢百壮，三报之。"薛己认为"疮疡之症，有诸中必形诸外。在外者引而拔之，在内者疏而下之。苟或毒气郁结，瘀血凝滞，轻者药可解散，重者药无全功，是以灼艾之功为大"。有人认为火针汲取艾灸"温通"精华，贺普仁前辈认为火针是"强通"，故艾灸温通之力可见一斑。

艾灸也能泄热拔毒，自《内经》以下，为"艾灸泻火"立言者并不少见，《医学入门》则阐明热证用灸的机理："热者灸之，引郁热之气外发，火就燥之义也。"《医宗金鉴》指出："痈疽初起七日内，开结拔毒灸最宜，不痛灸至痛方止，疮痛灸至不痛时。"总之，灸法能以热引热，使热外出。

2. 艾灸刺激穴位作用

艾灸作用于不同穴位，根据穴位所在经络不同，可发挥不同的作用，此艾灸穴位类似针刺作用，被称为灸刺。艾灸作用多于针刺，且较针刺安全，更善温补。

3. 药物作用

艾草本是药物，艾灸时的隔物灸、药艾条可选用不同药物，以加强并发挥不同药物作用，艾灸与药物双剑合璧、相得益彰。

艾灸体现了灸火、穴位、药物三方面作用，如《医学入门》中所云："凡病药之不及，针之不到，必须灸之。"信也。艾灸疗疾适应证更广，优势更明显。

大量临床实践验证，艾灸可调节人体血脂和全血黏度，防治由此诱发的血脂升高和动脉硬化等心脑血管病；可激活内脏功能，协调物质代谢，改善机体功能紊乱，增强机体抗病能力；可调节神经内分泌功能，促进人体新陈代谢，维护机体免疫力的平衡，起到很好的抗衰老的功效。艾灸在人们"治未病"、调理亚健康方面可谓功不可没。

可见艾灸不管在治未病还是在治疗常见疾患等方面，而且在重大疾患如肿瘤、昏迷都发挥了不可或缺的作用。

针对艾灸的神奇作用，针灸大家承淡安院士更是发出"伟哉艾灸，药石难及"的慨叹。

五、艾烟有害吗？

艾烟有一定不良作用，研究表明，艾烟及挥发油中含有的一些成分，如 α－侧柏酮（又名守酮）对神经系统有副作用，大量吸入会引起癫痫样惊厥；艾燃烧过程中产生焦油、苯甲醛、苯酚、2,4－二甲基苯酚和绿花白千层醇等芳香烃物质，这些物质也会对人体产生不利的影响。

但不能因为艾烟就排斥艾灸神奇功效，不能因噎废食。

艾烟是艾绒和卷纸在燃烧时产生的，现代研究证明艾烟可有效抑制具有传染性、流行性的多种致病菌、真菌和病毒，具有杀菌、抗病毒及增强免疫力的药理作用，可有效控制疫情空气传播。此外艾烟有平喘止咳作用，可治疗部分呼吸系统疾病。特别要提醒的是，艾烟不适合所有呼吸系统疾病患者。

早在《五十二病方》《肘后备急方》等著作中，就有艾叶烟熏治病的记载，这是古人治疗传染病、常见疾病一种有效治疗手段。

艾烟是艾叶在燃烧时释放的有效物质通过穴位发挥作用。"无烟不成艾，无火不成灸"，艾灸是通过艾烟、艾油、明火、穴位等共同发挥作用。

　　针对艾烟，人们发现：①艾绒在点燃开始时，烟会大一些，等充分燃烧后艾烟就会减少。②卷纸也是艾烟产生的主要来源，桑皮纸、纯棉纸、烟纸、白棉纸等烟较多，艾叶纸、艾绒浆纸烟较少，且气味较小。③优质陈年艾条烟少、气味芳香、弥散迅速，还会让人产生镇静、愉悦感觉。劣质艾条气味重，熏眼、鼻、咽喉。

　　为减少艾烟危害，建议：

　　1. 在自然通风、形成对流的环境下或在厨房艾灸。毒性实验证明，在正常通风情况下，日常艾灸是安全的，可有效地将一氧化氮、二氧化氮、PM10、PM2.5 的浓度控制在安全范围内。

　　2. 选择艾绒质量好、艾卷紧实的艾条，烟量会减少，尤其选用艾绒浆纸艾条更佳。艾绒做的卷纸在燃烧后卷纸和艾灰成为一体，非艾叶、艾绒做的卷纸燃烧后纸是纸、灰是灰，不能融为一体。陈年艾优质艾绒燃烧后烟灰不会自己脱落，如同好的卷烟烟丝燃烧后留下长长一截，仍保持柱状。

　　3. 用锡箔纸控烟圈包裹艾条燃烧部位，艾烟减少 80% 左右，烟雾很小很少，基本不影响疗效。

　　4. 点燃艾条，放在空旷处或厨房抽油烟机旁，等到艾条头部烟灰变为灰白、烟减小时再进行艾灸。

　　5. 保持平躺或半卧位，口鼻部位避开艾烟，减少艾烟吸入。

　　6. 有条件选用质量好的排烟机，减少艾烟空间排放。

六、无烟与有烟艾条的效果有差别吗？

　　关于有烟艾条和无烟艾条的选择，建议患者尤其肿瘤患者必须使用有烟艾条。真正的无烟艾条是艾绒碳化处理过的，是黑色的，燃烧时不易大块爆裂掉渣，价格也不菲。市场上不良厂家制作的无烟艾条是用焦炭和糯米炭来做的，它只有简单温热作用，会灼伤皮肤及穴位。

　　俗称"无烟不成艾，无火不成灸"。艾灸须有艾、火、烟三方面的内容。

　　有烟艾条不仅有温热作用，且穿透力强透达腧穴深部，发挥类似针刺作用，不容易灼伤皮肤。此外艾烟中物质也会通过穴位的皮肤渗入体内发挥作用。

艾烟有空气抗菌、抗病毒作用。好的艾烟对交感神经有调节作用，被人体吸收后起到镇静的作用。

有人不喜欢艾烟气味，这多是容易上火之人，或者闻到劣质艾条气味。劣质艾条气味重、黑烟浓、刺激鼻眼咽喉部位，令人不适，房间内气味不容易扩散；而好艾条烟为灰白色、烟量小、气味芳香，对咽喉不刺激，房间内艾烟很容易散掉。

"灸用太阳之精，火力也。其火必可透肌入脉而不燥伤人始能用之。能引火力之物颇多，道家炼丹之锭方多性烈，不宜常人，医言灸法之正，必以艾灸之火"。对于肿瘤患者，要用优质有烟艾条，尤其是药艾条，方能保证疗效。

七、如何将艾烟降到最低限度？

艾灸因其神奇疗效被广大群众喜爱，但是艾烟限制了人们接受度。艾烟是艾灸取效不可或缺的重要因素，如何降低艾烟成了人们关注问题。下面谈谈我的体会。

1. 选优质陈年艾条或艾绒，陈年优质艾绒 / 艾条因挥发油少，烟自然小。

2. 包装纸选用艾绒纸，艾绒纸和艾绒燃烧速度一致，且烟小不呛眼鼻。

3. 点燃艾条要等艾条头部充分燃烧后再艾灸，此时艾烟明显减少。

4. 自作控烟圈，将控烟圈套在艾条头部，随艾条燃烧调整控烟圈。应用控烟圈虽然烟小，但艾条燃烧温度会相对低一些。

5. 采取排烟设备排烟，排烟设备琳琅满目，可选抽力大、口碑好的品牌。

八、艾条是否越粗越好？

目前市场艾条既有 4mm×25mm 的美容艾条，也有 100mm×250mm 超大艾条。有些肿瘤患者喜欢选购超大艾条，认为艾条越粗效果越好，这个观点是错误的。

不可否认，艾条越粗，热力越足，但艾烟也会越大。必须清楚一点是艾灸发挥作用，一是灸量，灸量是作用于穴位或相关部位的量，艾灸主要是靠艾热渗透皮下深层组织发挥作用，如艾燃烧越迅速，产生热量越大，局部会迅速出现红晕或红肿，热被阻隔在皮肤浅层，出现疼痛、痛痒等不适，效果反而不好。

此外艾灸是通过穴位发挥作用，100mm 粗的艾条可以覆盖数个经络或者同一个经络上数个穴位，有些穴位位置相近但作用相反，如石门穴可避孕、关元穴助孕，两者距离 1 寸（针灸术语），用 100mm 艾条艾灸时治疗作用会被反作用抵消；还有腹壁任脉足与阳明胃经仅 2 寸之隔，功能不同，100mm 艾条艾灸时两条经络都被包括进来，让谁发挥主要作用？此不可不知。

此外，初次艾灸宜用温和灸，灸量宜小，绝不可用 50 ～ 100mm 艾条艾灸，如此粗的艾条热感很难渗透到皮下组织，只会灼伤皮肤经络，得不偿失。

为此，根据需求选定 30mm×200mm 有烟艾条比较合适。

九、艾灰要重复利用

优质艾条燃烧后的艾灰千万别丢弃，还可以重复利用，继续发挥其神奇疗效。其功效除保留艾叶作用外，还能止血、化积食、健脾胃等。

1. 封穴：用艾灰和艾油涂在艾灸后穴位上，外置纱布。以封穴，提高疗效。

2. 湿疹：用艾灰加香油调匀，涂在湿疹处。

3. 足癣：在患处涂抹艾灰，可迅速止痒。

4. 痤疮：涂上艾灰，消肿止痛，不留痕迹。

5. 消肿止痛：涂在疮疡局部，其局部的红肿、疼痛渐渐消失。可治疗牙龈炎、口腔溃疡。

6. 化积食、健脾胃：艾草灰做健康美食，祛寒湿、助消化。

7. 止血：中医学认为，炭剂止血，将艾草灰直接洒在伤口，很快止血。

8. 土肥：艾灰是绝好的草木灰肥料，把艾灰拌在土里，助花草生长。

9. 除垢：轻松去除瓷碗上的污垢。

如需要调敷外用，可联合麻油（芝麻油）使用增强疗效，芝麻油味甘，性凉。芝麻油有润肌肤、解毒、杀虫、消疮肿、敛伤口的功效。《日华子本草》云："陈油煎膏，生肌长肉，止痛，消痈肿，补皮裂。"《本草纲目》上记载："有润燥、解毒、止痛、消肿之功。"如觉得麻油不便，可用清热解毒的蛋清代替。

艾草如同春蚕、蜡烛一样"春蚕到死丝方尽，蜡炬成灰泪始干"，从艾草、艾叶、艾绒、艾灰无不为人类健康做出突出贡献。

十、为何说艾灸是补阳回阳第一品

艾灸兼有灸刺、温热、药物三方面作用。艾灸过程中释放的近红外线比远红外线的调节作用更强，10 ～ 15mm 的近红外线穿透力更强，可将艾烟中的有效成分输送到穴位，刺激相应脏腑组织。

艾草燃烧后作用力更强，加上火本属阳，所以艾灸是古今公认的补充阳气最有效的方法。

有人形容"日为天之火，艾为地之火"。《扁鹊心书》记载"灸用太阳之精，火力也。其火必可透肌入脉而不燥伤人始能用之……医言灸法之正，必以艾灸之火""绍兴间刘武军中步卒王超者，本太原人，后入重湖为盗，曾遇异人，授以黄白住世之法，年至九十，精彩腴润。辛卯年间，岳阳民家，多受其害，能日淫十女不衰。后被擒，临刑，监官问曰：汝有异术，信乎？曰：无也，唯火力耳。每夏秋之交，即灼关元千炷，久久不畏寒暑，累日不饥。至今脐下一块，如火之暖。岂不闻土成砖，木成炭，千年不朽，皆火之力也。死后，刑官令剖其腹之暖处，得一块非肉非骨，凝然如石，即艾火之效耳……保命之法：灼艾第一，丹药第二，附子第三"。

《红炉点雪》认为："凡男女老幼，虚实寒热，轻重远近，无所不宜，凡年深痼疾，非药力所能除，必借火力以功拔之。""火有拔山之力。""火之功用，固有生发之妙。""若年深痼疾，非药力所能除，必借火力以攻拔之。""若病欲除其根，则一灸胜于药力多矣"。再结合李言闻提出的"艾有参之功"等言论，可见艾灸是补阳第一品诚信无疑。

十一、艾可祛湿，无可替代

人们非常关注体内湿气，湿分内外，外为气候潮湿或涉水淋雨、居住潮湿等外在湿邪侵袭人体引起；内湿为脾失健运、肺失宣降、肾失温煦等引起的水湿停聚，脾虚是关键。湿性重浊，其性黏滞，湿为阴邪，易伤阳气，其病缠绵难愈，故我提出"顽病多湿"的观点。

"湿气重"常见的表现有：大便不成形、溏稀或者便秘；排便黏稠（黏马桶，不易冲掉）且多便；舌头边缘有锯齿状；口苦、口臭、口甜；睡觉流口水、打呼噜；感觉身体沉重不轻松，喜卧床不起，睡懒觉，关节受凉疼痛；嗓子不清爽，有异物感；头发油腻、脱发；痤疮，满脸油光；头晕，特别容易疲倦乏力；头汗多、上半身容易出汗，下半身无汗；容易招蚊子叮咬等。

百姓喜欢用炒薏米、芡实、茯苓、怀山药等食物祛湿，只能说有一定作用。这些药物作用远不如艾草的作用。

中医祛湿有芳香化湿、祛风胜湿、温阳化湿、淡渗利湿、燥湿等，温阳化湿法较其他治法有明显优势，一是温阳助脏腑气化以祛湿，是从根本治疗，温阳解表，水湿可从皮肤汗解；二是温阳可温补湿邪所伤阳气；三是固护阳气，截断湿气伤阳之根。中医本是自然科学，与自然界许多道理相同，洗衣后湿衣服阳光下（温阳）晾晒最容易干，如若急需，可以电熨斗加热熨干。其他风吹（祛风胜湿）、拧干（淡渗利湿）、烘干（燥湿）远不如日晒干得快、直接且均匀。

艾灸本是补阳助阳第一品，可通过相关穴位如中脘、中极、关元、章门等穴来祛湿；而且艾草、艾灰有很强的祛湿作用，口服、煎水外洗祛湿作用非薏米、山药等药所能比拟。

第二节　艾灸的方法

一、第一次艾灸如何操作？

第一次艾灸很关键，这里介绍如何正确操作艾条直接灸。

1. 取舒适卧位，在穴位上涂通幽粉开穴。

2. 选定优质艾条，点燃1～2分钟，艾条燃烧充分后开始艾灸。

3. 先在穴位及周围用回旋灸或雀啄灸，让局部温度温和而不感灼热，觉得热能渗入皮下通过经络传导；之后可重点在穴位艾灸。在艾灸时让患者舒适睡眠为佳。

4. 可以在艾灸部位用手轻轻拍动，促进经络传导，减少局部瘀堵灼痛。

5. 弹艾灰时可将衣服或毛巾盖在艾灸处，轻轻拍动，防风寒入侵，且助力经络疏通。

6. 艾灸后穴位用艾灰和艾油混匀封穴。

7. 第一次艾灸选穴宜少，艾灸时间宜短，每穴时间控制在 10～20 分钟。

8. 艾灸后可以饮用适量温热水。

9. 艾灸后 1 小时要注意避风寒、忌冷饮、调情志，不进食，避免剧烈活动，静心调养。

二、艾灸的时候能不能用艾灸仪器？

艾灸作为养生的宠儿，备受关注，且艾灸仪器琳琅满目，不知如何选择。

一般而言，艾灸仪器多数发挥红外线温热作用，不是通过穴位发挥作用，它不具备艾灸的功能，更不能取代艾灸。

一些疾病，尤其肿瘤患者对穴位局部温度要求甚高，不是艾灸仪器所能控制的。所以肿瘤患者我们主张用明火艾灸，不用艾灸仪器，在悬灸的同时享受艾灸带来健康的快乐。

三、艾灸的时候能不能用艾灸盒？

为了艾灸方便，古人也研究艾灸设备。晋唐时期，采用苇管艾灸，只是结构十分简单。明清时期开始注重使用灸疗器械，出现了专门制作的灸器，如明代龚信在《古今医鉴》中以铜钱为灸器，其子龚廷贤的《万病回春》记载："穴在小儿背脊中……每一次，用三文铜钱压在穴上，用艾柱安孔中，各灸六壮。"李守先《针灸易学》用泥钱作灸器："用泥钱五个，俱内空三分，周流换之。上着艾如楝子大，灸急疼方去肉，有汗起泡为妙。或棋子中取眼，亦可。"高文晋《外科图说》使用了灸板、灸罩。此为后世温灸器等灸疗仪器的发展奠定了基础。正常养生保健可以采用艾灸盒，简单、易于操作，不耽误手头工作。

但我们不推荐肿瘤患者用艾灸盒，原因有二：一是艾灸盒会移动，艾灸穴位不准确，影响疗效；二是使用艾灸盒时穴位温度多数时间偏低，即使温度较高也是短短一两分钟，很难达到有效灸量。对于肿瘤患者来说，选穴及穴位局部温度、灸量是取得疗效关键所在，艾灸盒不具备这些特点，所以不建议使用。

四、如何选用隔物？

隔物灸又称间接灸，是在艾炷与皮肤之间衬垫某些药物而施灸的一种方法，此法具有艾灸与药物的双重作用，火力温和，患者易于接受。隔物灸具备穴位、艾灸、药物三者作用。其选穴、选药都非常关键。神阙穴是天然凹槽，容易置药，且无皮下脂肪组织，且温度较其他部位穴位高，药物容易吸收，是隔物灸常选穴位。

所选药物应是容易通过皮肤吸收的药物，一般多为芳香、理气活血、温阳药物。

大家熟知的隔姜灸用于因寒而致的呕吐、腹痛、风寒痹痛、阳虚寒凝等病证。治疗部位为督脉、任脉、足太阳膀胱经穴位、足阳明胃经的穴位以及寒凝疼痛部位（如肩周、大椎、膝眼等部位）。

隔蒜灸多用于外科痈疽疮疡疾患，也用于一些炎症病患等。疗疮疡未成脓者可将蒜片放在疔肿上，以促使疔肿消退；已成脓者则将蒜片或蒜泥放在脓肿周围施灸，促使脓液早成，排出即愈。

隔附子饼灸采用附子辛甘大热的特性，其有回阳救逆、补火助阳、散寒止痛之功。多用于治疗命门火衰而致的阳痿、早泄或疮疡久溃不敛，以及宫寒导致的不孕、痛经、月经不调，以及疮疡久不收口等。可用于久治不愈慢性炎症。

隔盐灸，晋代《肘后备急方》记载"以盐纳脐中，上灸二七壮，治疗霍乱卒中"。《备急千金要方》有言"着盐脐中灸三壮"，治疗淋病。元代《世医得效方》云："于脐心以盐填实，灸七壮，治疗阴证伤寒。"《医心方》中有"治小便不通，以盐纳满脐，灸上三壮"。《类经图翼》卷八曾记载在神阙穴行隔盐灸，"若灸至三五百壮，不惟愈疾，亦且延年"。

还应用隔香附饼灸治乳腺结节；隔鸡子灸（鸡子煮熟，对劈去黄，用半个合毒上，以艾灸三壮即散。若红肿根盘大，以鸭蛋如法灸亦可）治疗乳腺癌皮下转移灶未破溃者。我们隔甘遂灸治小便不通；隔陈皮灸治疗减重术后进食胃痛等。

针对肿瘤患者，我们进行了诸多创新，如离照散灸治疗恶性积液；隔阴证方灸治疗肿瘤及疼痛；隔肺结节贴灸治疗肺结节及癌痛；隔升白粉灸治疗骨髓抑制等。

五、隔姜灸、隔盐灸、隔蒜灸的区别

无论隔姜灸、隔盐灸还是隔蒜灸，都属于隔物灸范畴，隔物灸既保留了艾灸作用，同时根据病情选用了一些或某个药物来增加药物疗效。

隔姜灸：生姜味辛、微温、无毒，有散寒、止呕、发汗、止咳、化饮等功效。隔姜灸适合治疗阳气不足或肌表寒湿闭阻的疾病，适用于寒证，对寒性呕吐、腹痛、泄泻、遗精、早泄、不孕、痛经、面瘫及风寒湿痹均有较好疗效，也用于皮肤冷痛、冻疮、疮癣等皮肤病。治疗强直性脊柱炎多用隔姜灸。三伏灸也多采用隔姜灸。对于肿瘤如胶质母细胞瘤、小细胞肺癌，可采取督脉、背俞穴隔姜灸。

隔姜灸时，将生姜切成 0.2 ～ 0.5cm 厚的姜片，姜片中间要用针或者牙签穿刺数孔，放在相关穴位上，在姜片上放置艾炷施灸。一般每次艾灸 7 ～ 11 炷，以穴区局部出现潮红时为宜。施灸时如感觉穴区灼痛，可略微把姜片提起，谨防皮肤灼伤。

隔蒜灸：蒜有清热解毒、消肿散结之功。隔蒜灸可以消肿、排毒、散结、止痛、化瘀。

隔蒜灸最早见于《肘后备急方》，之后宋代医家陈言在所撰《三因极一病证方论》还提到隔蒜泥饼灸："即用大蒜研成膏作薄饼铺头上，聚艾于饼上灸之。"主要治疗疮疡、痈疽、无名肿毒、腹中肿物等。

1. 隔蒜片灸

取新鲜独头大蒜，切成厚 0.1 ～ 0.3cm 的蒜片，用针或牙签在蒜片中间穿刺数孔，置放于穴位，上置艾炷施灸，每灸 3 ～ 4 壮后换新蒜片，继续灸治。

2. 隔蒜泥灸

以新鲜大蒜适量，捣如泥膏状，制成厚 0.2 ～ 0.4cm 的圆饼，大小按病灶而定。置于所选穴位，按上法灸之，但中间不必更换。隔蒜泥灸多用于大灸（大灸后面有详细介绍）。

3. 隔盐灸

盐归胃、肾、肺、肝、大肠、小肠经，有涌吐、清火、凉血、解毒、软坚、杀虫、止痒功效。其可治疗"食停上脘，心腹胀病，脑中痰癖，二便不通，齿龈出血，喉痛，牙痛，目翳，疮疡，毒虫螫伤"等。《本草纲目》中记载，盐能"调和脏腑、消宿物、令人壮健"。隔盐灸主要是应用盐咸味入肾，以其加强回阳、救逆、固脱、温补下元的作用，同时不容易出现火热上炎、迫血妄行等。常用于治疗阴寒腹痛、霍乱、吐泻、痢疾、小便不通、四肢冰冷和脱证。

隔盐灸时，患者仰卧，暴露脐部，取适量的干燥食盐填满肚脐，上置艾炷施灸，微烫即停，当日需反复艾灸。

六、隔姜灸的使用方法

隔姜灸其温度不好掌控，很容易形成烫伤。如果选用隔姜灸，一般主张用嫩姜，嫩姜切得较薄，大概在 0.5cm 以内，用针在姜片上扎几个孔，姜上面有粗纤维，在灸的时候，姜里面的水分去掉以后，粗纤维就会露出来，对皮肤造成一种刺激，像针一样，也容易形成烫伤。

隔姜灸最早记录于明代杨继洲的《针灸大成》："灸法用生姜，切片如钱厚，搭于舌上穴中，然后灸之。"生姜具有"解表散寒、温中止呕、温肺止咳"的功效，隔姜灸药效不仅有艾叶的药效、艾火作用穴位的药效，还有生姜的药效，其在驱寒温阳方面，比单纯的温和灸更有效。

本疗法适用于因寒而致的呕吐、泄泻、腹痛、风寒湿痹、阳痿、痛经、周围性面神经麻痹等。肿瘤患者存在肌表风寒湿邪，可在督脉隔姜灸；小细胞肺癌、脑胶质母细胞瘤、脑胶质细胞瘤可以在背俞穴、督脉与膀胱经隔姜灸。

操作：选新鲜老姜若干，沿生姜纤维纵向切取，切成 0.2 ～ 0.3cm 厚的姜片，大小可据穴区部位所在和选用的艾炷的大小而定，中间用三棱针穿刺数孔。施灸时，将其放在穴区，上置大或中等艾炷，点燃。待患者有局部灼痛感时，略略提起姜片，或更换艾炷再灸。一般每次灸 6～9 壮，以皮肤局部潮红不起泡为度。肿瘤患者可采取重灸。

注意在姜片上扎孔后，姜上面有粗纤维，艾灸后姜里面的水分被蒸发掉，粗纤维就会露出来，像针一样对皮肤造成一种刺激，也容易形成烫伤。

七、艾灸时怎么样才算重灸？

艾灸界有大灸、重灸的概念，大灸往往是面积大的艾灸，如铺灸（又称长蛇灸），常取督脉、任脉、膀胱经施治；而重灸往往是取一个穴位或几个穴位，灸量较大。

关于重灸并没有一个严格的概念。根据文献，艾炷宜大、且每次壮数十壮以上；或粗艾条悬灸每次至少 1 小时以上当为重灸概念。或采用发泡灸、瘢痕灸、出现灸疮者也当为重灸范畴。

《扁鹊心书》中有"保命之法，灼艾第一，丹药第二，附子第三"，把灸扶阳气放在首位，主张大病宜灸，小病少灸，重病多灸。中医学认为，"久病必虚，久病必瘀""有阳气则生，无阳气则死"。艾灸具有温补阳气、温经通络的功效，故适用于虚瘀兼杂的顽症痼疾。

重灸多用在慢性疾病、疑难疾病以及危重疾患，以期靠重灸挽回生命或延长生命。

灸数少者三壮、五壮、七壮，多者为几十壮、几百壮至数千壮，唐代《灸经图》灸量极致的记载："灸男子五劳七伤、失精、尿血，当灸发际，灸关元，灸两手髓孔，灸玉茎头，灸两脚五舟，灸两脚痹经，灸两脚中封，不两厢凡十一处，各灸一千壮。"唐代《千金翼方》卷二十六有"疟，灸上星及大椎，至发时令满百壮"的记载。

沉疴需用猛药，重症必用重灸。

八、怎样艾灸才有效（灸量）？

灸量是施灸时艾在皮肤上燃烧所产生的累积刺激强度的总和，达到一定的灸量就应产生一定的灸效。艾灸的刺激量是临床艾灸治疗取得疗效的关键环节。艾炷量的大小、施灸时间长短不同，其所产生的效应有一定的差别。

有效灸量与患者体质、病位、病情等密切相关。如孙思邈在《备急千金要方》中所言："凡言壮数者，若丁壮遇病、病根深笃者，可倍多于方数。其人老小羸弱者，可复减半。"依扁鹊灸法，有至五百壮、千壮，皆临时消息之。《黄帝明堂灸经》云："针入六分灸三壮，更无余论。曹氏灸法，有百壮者，有五十壮者，《小品》诸方亦然。《备急千金要方》："仍须准病轻重以行之，不可胶柱守株。凡初生小儿七日以上，周年以还不过七壮，炷如雀屎大。"这是根据患者体质强弱、年龄及病情轻重等因素加减灸量。

也有灸量随年壮者，即按年龄确定灸量，如《针灸资生经》中对瘿瘤的论述："瘿，灸中封，随年壮。"亦有以瘥为度者，即灸至疾病痊愈为止，如《勉学堂针灸集成》即言："肩髃，在肩端高骨下罅陷中，举臂有空。针六分、留六呼，灸三壮至七七壮，以瘥为度。"也有强调灸量与性别有关者，如《备急千金要方》："诸瘿，灸肩左右相对宛宛处，男左十八壮，右十七壮，女右十八壮，左十七壮，或再三，取瘥止。"对灸量根据性别做了详细说明。

可见很难给出每个人有效灸量，有效灸量因人而异。临床对此要高度重视，注意灸量的重要性，唯有提高了灸量的针对性，才能取得满意的疗效。诚如《医宗金鉴》所说："凡灸诸病，必火足气到，始能求愈。"

需要指出的是：灸的作用强度与药物一样，在一定范围内随着灸量增加而增强；但灸量与灸效的关系并非都是灸量越大灸效越好，在临床上针灸必须根据具体情况采用不同和适当的灸量，以期达到最佳效果。

针对肿瘤患者，我们已经给出有效灸量，如仍无效，要仔细分析原因，或加量，或更换穴位。

九、艾灸前可以刮痧拔罐吗？

艾灸前可以刮痧拔罐。但并不是说艾灸前必须刮痧拔罐。如患者体弱，可单纯艾灸温补气血恢复身体，不宜刮痧拔罐。

艾灸前进行刮痧和拔罐目的是温通肌腠、经络，可以将肌肤玄府（汗毛孔）打开，让艾火更容易穿透皮肤，加强温阳补气、温经通络、消瘀散结、祛寒散湿之功效。

一般而言，拔罐和刮痧的作用相近，走火罐的作用更类似刮痧，但拔罐可以针对特定的穴位或经络进行刺激，刮痧与拔罐只选一个即可。

至于艾灸前需不需要配合刮痧、拔罐，如何将三种治疗有机结合起来，还是要根据每个患者具体情况遵医嘱而定。

十、艾灸如何补泻？

历代诸家对灸法补泻的认识源自《灵枢·背腧》，其云："气盛则泻之，虚则补之，以火补者，毋吹其火，须自灭也；以火泻之，疾吹其火，传其艾，须其火灭也。"

明代医家杨继洲在《黄帝内经·灵枢》的基础上，增加了操作时的开阖手法，即对虚寒性病证施以艾灸补法，不须吹火，艾火自燃自灭，可使火力徐入缓进，艾火燃尽后，用手按压穴位，则真气聚而不散，从而发挥温补作用；对实热性病证，施以艾灸泻法，急吹艾火，使火力透彻深入，开泄腠理，不按孔穴。

当代艾灸名家周楣声教授在《灸绳》一书里有详细论述：艾灸补泻法包括疾徐强弱法和疾徐开阖法。

疾徐强弱法：《灵枢·背腧》云："以火补者，毋吹其火，须自灭也；以火泻之，疾吹其火，传其艾，须其火灭也。"也就是用口对艾炷吹气，使气传布及艾，使其燃烧旺盛之意，这是疾火与强火，能使邪气随火气而发散，这就叫泻火；若任其自灭，是徐火与弱火，能使阳气深入，这叫补火。

疾徐开阖法：出针后疾按针孔与不按针孔，这是针刺开阖补泻的常规，在直接灸的补泻上也得到应用。

杨继洲曰："以火补者毋吹其火，须待自灭，即按其穴；以火泻者速吹其火，开其穴也。"此即在艾炷自灭之后，再加按压，以增强补的作用，后世又有灸后贴膏药之法，张景岳及吴亦鼎等人皆有推荐，即"凡用火补者，毋吹其火，必待其从容彻底自灭，灸毕，即可用膏药贴之，以养火气。若欲报者，直待报毕，贴之可也。若欲泻者，疾吹其火，令火速灭，待灸疮溃发，然后贴膏。此补泻之法也"。

仔细分析可见，《灵枢·背腧》艾灸补泻法也体现于艾灸时间长短，长者当为补，短者多为泻，我们艾灸神阙治疗便秘时间短于 30 分钟，要治疗腹泻必须长于 30 分钟甚或 1 小时以上。

此外孙思邈提出了灸之生熟法："头面目咽，灸之最欲生少；手臂四肢，灸之欲须小熟，亦不宜多；胸、背、腹灸之尤宜大熟，其腰脊欲须少生。"《备急千金要方》："艾使熟，炷令平正着肉，火势乃至病所也，艾若生，炷不平正，不着肉，徒灸多炷，故无益也。"生艾即干燥之艾叶未经加工者，熟艾即干燥的艾叶抽去筋脉后再杵捣揉烂如棉者，又称艾绒。生熟艾当寓有补泻之意，生灸泻法多用于初病、较浅疾病；熟灸补法多用于重病、顽疾。

另外艾灸不同穴位也有补泻之意，如大椎多为泻火、关元多为补益等。

而且可根据病症的寒热虚实采用不同隔灸药物，也能补泻，如用升血小板三两三煎膏涂在肝俞、脾俞，继而艾灸，也可以迅速升高血小板。

十一、艾灸是否可提高免疫力？

《本草纲目》中记载，艾以叶入药，性温，味苦，无毒，纯阳之性，通十二经，具有回阳、理气血、逐湿寒等功效。《本草从新》中记载："艾叶苦辛，生温熟热，纯阳之性，能回垂绝之阳，通十二经，走三阴，理气血，逐寒湿，暖子宫……以之灸火，能透诸经而除百病。"用艾叶做施灸材料，可散寒祛湿、通经活络、活血化瘀、培元固本，提高机体免疫力。

艾灸疗法可激活机体的免疫系统，提高免疫应答水平，促进内环境稳定，从而起到防治疾病的作用。

艾灸提高免疫力具体体现在：艾灸可明显保护骨髓免疫微环境，减少放化疗等疗法对骨髓抑制，减少不成熟免疫细胞释放；艾灸可明显提高免疫细胞数量和功能，如淋巴细胞、粒细胞、单核细胞等；让原本帮助肿瘤的免疫抑制细胞改为攻击肿瘤的免疫细胞，如艾灸能促进肿瘤相关巨噬细胞由 M2 型（坏的）向 M1 型（好的）极化；调控 Treg 细胞（抑制性 T 细胞的一种功能亚群）的免疫抑制作用；削弱肿瘤相关成纤维细胞的促肿瘤功能等。

艾灸可从根本上改善肿瘤患者免疫功能，功莫大焉。

十二、艾灸提高免疫力常选用的穴位

艾灸提高免疫力穴位上可选择中脘穴、关元穴和足三里穴。中脘穴位于任脉，为胃之募穴，灸之可健脾和胃、化生气血。关元穴是小肠的募穴，足三阴经与任脉交会穴，"主诸虚百损"，具有培元固本、温阳补虚之功。足三里为足阳明胃经的合穴，可健脾胃、调气血、补虚损。艾灸关元穴可补虚固本，滋养先天；艾灸中脘穴和足三里可健运脾胃，补中益气，补后天以资先天。因此日常保健艾灸可选用中脘、关元和足三里穴，每天 1 次，每次每穴半小时，以皮肤耐受为度，可增强机体免疫功能。

《扁鹊心书》云："夫人之真元，乃一身之主宰，真气壮则人强，真气虚则人病，真气脱则人死。""灸补元气，取穴重在脐下，真气始动之地，任脉承任阴血，用之阳火，可免燥补之弊。""一年辛苦唯三百，灸取关元功力多，健体轻身无疾患，彭篯寿算更如何。"孙思邈云"五脏不足，调之于胃""脉无胃气，虽灸千壮，亦无用矣"，可见艾灸中脘、关元、足三里改善免疫的重要性。

此外身柱、膏肓、肺俞可与上述穴位交替使用，这些是改善免疫非常有益的穴位。孙思邈云"膏肓无所不治"，力推膏肓补虚的作用；身柱穴对应体内胸腺，胸腺是 T 细胞来源地，也是中医宗气所在地，艾灸身柱可补宗气，改善免疫；肺主皮毛，是防御第一环节，肺上皮细胞利用 MHC–II 控制组织驻留记忆 T 细胞（tissue –resident memory T cells，TRM）的高度特化免疫细胞，艾灸肺俞可补肺气、厚皮毛，改善免疫。

十三、为什么艾灸有时会配合针刺和推拿

孙思邈《备急千金要方》载："若针而不灸，灸而不针，皆非良医也。针灸而不药，药而不针灸，尤非良医也。""凡病皆由血气壅滞不得宣通，针以开道之，灸以温暖之。"传统中医疗疾"一针二灸三服药"。针灸药三者作用不同、优势各异。

我们在艾灸时常常会配合针刺和推拿，譬如离照艾药灸神阙穴治疗腹水效果很好，但是容易出现肠粘连，为什么？这是因为腹水中有大量蛋白，艾灸腹水在消失的同时，蛋白会附着在肠壁上，时间久了会出现轻微肠粘连，所以我们在药灸神阙时配合针刺相关穴位促进肠蠕动，或者抖腹直肌，这样就不容易肠粘连。

我们用离照艾治疗肿瘤脑积水效果好，但少数人出现头胀、头痛、牙痛等症状，缘由脑脊液循环不畅，采用推拿松颅荐椎手法后，这些不适会迅速消失，脑积水也容易消退。

针灸推拿本是中医常用的非药物疗法，巧妙联用，事半功倍。概世医针灸药兼通者寥寥无几。

十四、是否可以预防艾灸烫伤？

因为肿瘤患者艾灸部位温度要求高，且灸量要求大，很容易出现灸疮。为预防烫伤，可做以下几方面处理。

1. 第一次艾灸或开始艾灸时先做温和灸，在穴位及周围做回旋灸或雀啄灸，让穴位及周围均匀受热，腠理匀开，热易透入，之后可以加大穴位艾灸力度，如此不容易烫伤。艾灸后要避风寒。

2. 在艾灸穴位涂上通幽油，可促使热传导，增强疗效，且不容易出现烫伤。

3. 艾灸后如皮肤红肿，可继续涂抹通幽油破坚通络；或者用旧面粉和白醋敷在红肿处，解毒消肿。

十五、艾灸时为何要将手放在穴位周围？

经常看到悬灸时有人把手放在穴位周围，这是为什么？理由有二。

一是一些老年人或昏迷患者对温度感觉迟钝和幼儿皮肤过于娇嫩，对温度耐受度低，将手放在穴位周围，可以感觉温度高低，谨防烫伤。

二是施灸时由于艾火烧灼皮肤，会产生剧痛，用手在施灸腧穴周围轻轻拍打，借以缓解疼痛，而且有助于热力渗透到深处，助力经络传导，促进疾病康复。

第三节 艾灸的部位

一、为什么艾灸取穴经常取中脘？

我们艾灸时常选中脘穴，中脘穴是"胃经募穴、八会穴之腑会"，也是"手太阳、少阳、足阳明、任脉之会"，一穴将任脉、小肠、三焦、胃等密切联系起来，具有"温中散寒，健脾和胃，行气化滞，升清降浊"的功效，是治疗脾胃之病必选穴与核心穴。《玉龙歌》赞"脾家之症有多般，致成翻胃吐食难，黄疸亦须寻腕骨，金针必定夺中脘"。

艾灸中脘主要取其两点作用。

一是斡旋中州助力气机升降：《四圣心源》指出"中土斡旋、土枢四象、一气周流"，方能木火金水四象，肝升肺降、心火下煦肾水上润。脾胃为人体气机运行的中轴和转枢。脾胃功能一旦失常，则会影响全身气机的正常运行，出现上热下寒、上实下虚等症状，艾灸中脘可以健脾和胃、升清降浊，斡旋中州，助力气机升降，肝气得升、肺气得降；心肾交通、水火既济。此处强调先艾灸中脘在补益的同时不容易出现邪火、虚火等症。

二是培补元气之本：元气，位于脐下，是人体生命活动的原动力，也是疾病发生、发展的关键所在。元气虽源于肾，却需依赖后天脾胃之气的滋养才能发挥其生理功能。《脾胃论》记载："真气，非胃气不能滋之。""脾胃之气即伤……诸病之由生也。"艾灸中脘补脾胃以益元气。此也即孙思邈所说"五脏不足，调之于胃""脉无胃气，虽灸千壮，亦无用矣"之意。

二、为什么有人灸中脘容易起水泡？

在解释艾灸中脘容易出水泡前，先认识脾主运化水湿的概念，是指脾在运化水谷精微的同时，还把人体所需要的水液运送到周身各组织中去，以发挥其滋养濡润的作用，再把代谢的水液下输给肾，由膀胱排出体外。故有脾主湿之说。

脾虽主湿，但喜燥恶湿。如果脾脏功能出现了问题，湿邪就会在体内泛滥。无论外湿还是内湿，皆容易出现脘腹胀满、食欲减退等脾失健运的症状，此为湿易困脾之说。《医门补要》云："人受湿邪内困，肢体便觉顽重，无寒无热，面色不泽，精神委顿，一见饮食，心中即泛泛欲呕，不饥不食，日久难退，此当专责之于脾，不关于胃。盖脾喜香燥，燥脾则湿去，犹之地上湿润，一得日照风吹，其湿立干。非比胃经湿热，宜渗宜润。至湿滞于脾，尤不可用补腻，以窒闷中宫者也。"

《素问·经脉别论》云："饮入于胃，游溢精气，上输于脾。脾气散精，上归于肺，通调水道，下输膀胱。水精四布，五经并行，合于四时五脏阴阳，揆度以为常也。"水液代谢源自脾胃，中脘作为胃的募穴和健脾和胃要穴，自然湿气较重，艾灸自然容易出水泡。

不止中脘，任脉上的上脘、建里、下脘、水分、神阙等穴都参与脾胃运化功能，艾灸时也容易出水泡。

人称中脘是祛湿第一要穴，故艾灸中脘人较多，出水泡当最为常见。

三、经常艾灸的穴位现在耐受是好事吗？

是好事，这是灸透的表现。"灸透"，就是在艾灸时，穴位处于"打开"的状态。这样，艾火的热力和药性通过穴位和周边的皮肤渗透进入身体，而不仅仅停留在皮肤表面而只有烫烫的感觉。灸完后患者全身会有暖洋洋的感觉和局部温暖舒服的感觉。灸腹部不仅单纯感到皮肤温热，且温热感觉会渗透到内脏区或沿经络传导或体内不同的地方，有酸胀不适感；灸背部会使盆腔或腹部器官感到暖洋洋的感觉，甚至全身会出现微微发汗。经常艾灸穴位局部不再有皮表烫疼不适等感觉。

那如何做到透灸？这里面有技巧，是在穴位及附近用艾条采用回旋灸或雀啄灸缓缓艾灸，用热逐渐把皮肤腠理打开，让热渗透深入穴位，有经络传导感觉，一次没灸透，灸两次，灸两次不行灸三次。绝不是暴力明火艾灸，它只会把皮肤烫伤。

有时穴位局部瘀堵很重，很难灸透，可用通幽粉或油涂抹局部疏通经络；也可以先灸背部，让腹盆腔肌肉变柔软，这样再灸腹盆腔穴位，容易灸透；或者有盆腔肿瘤先灸八髎，让八髎温暖后，盆底肌肉松弛，再艾灸脐下穴位，容易灸透。

《医宗金鉴》指出："凡灸诸病必火足气到，始能求愈。""火足"与"气到"的前提是灸透，灸透才能"火足"（灸量到位），灸透才可"气到"（气至而有效）。

部分灸友认为穴位灸透就是灸至皮肤红晕时，这是一个严重的误区，如果经络瘀堵严重，皮肤再怎么红晕，经络还是不通，艾灸部位还会烫疼。灸透后艾灸部位不仅不会烫痛，还不容易出水泡。

灸透后开始会有经络传导、某些部位肌肉或脏腑会出现胀、酸、温热、痛等症状，这是艾灸后元气通汇到此处，此处原本有些瘀堵，反复艾灸几次后，瘀堵疏解，这些症状会消失。

四、阴部能不能艾灸?

这里指的阴部是会阴和外阴，不包括肛门（周楣声教授有肛灸）及长强。阴部可以灸，但是不建议灸，即使灸也应该只灸 5 ~ 10 分钟，距离以感到温热为主。阴部艾灸可治疗泌尿系感染、痛经、月经不调、前列腺炎与增生、阴囊湿疹等。

不建议艾灸理由：

1. 会阴部位多数瘀堵较重，开始几次艾灸时会出现轻微疼痛。

2. 此处皮肤过于娇嫩，艾灸时容易出水泡，且此处隐蔽细菌较多、容易磨擦，水泡破后不易愈合。

如治疗盆腔疾患，可选择艾灸长强和八髎，这些部位选择温和回旋灸或雀啄灸有很好的温补、疏经活络作用。治疗前列腺增生、阴囊湿疹可选用艾灰和艾油混匀后外敷局部，效果也佳。

第四节　艾灸引起的各种反应和处理方法

一、艾灸时为什么会起水泡呢？

开始施灸时，很多人会遇到一种情况，就是艾灸局部起水泡，此时初次接触艾灸的朋友会心存疑虑，为什么起水泡，起水泡了怎么办？是继续灸还是放弃呢？下次灸还会不会出水泡？

出现水泡往往是因为刚开始艾灸，或者是在开始试着加大灸量的灸友身上出现，究其原因，一是外因，"施灸相对过量"，表明这次艾灸时间太长、灸量过大；二是内因，穴位局部或相关经络瘀堵，正因为瘀堵，气血不畅，瘀热在肌表，夹带肌表湿邪，出现水泡，如果持续艾灸不再出现水泡，是因为穴位局部及相关经络通畅。

出现水泡并不可怕，古人追求瘢痕灸、灸疮，将灸疮作为判断灸量和治疗效果的一个主要指标。《小品方》说："灸得脓坏，风寒乃出；不坏，则病不除。"可见古人认为施用瘢痕灸时，只有灸疮起发，灸量足够，经络通畅，才可以愈病。

通过水泡颜色可以辨别体质：①水泡是透明无色的，说明体内寒湿比较重。②水泡是黄色的，说明体内湿热较重。③水泡是血水样，说明体内有湿毒，夹有瘀血。

预防水泡可采取下列手段：①如果是第一次艾灸，要控制好艾灸的时间，不宜太长，控制在 5～10 分钟即可。另外，首次艾灸的人应该要隔一段时间再进行艾灸，让皮肤恢复一下，这样就不容易出水泡。②长期艾灸人群，每次灸前可在艾灸穴位涂抹通幽粉 / 油、艾油或者用刃针松解穴位局部瘀堵，不容易出现水泡。③艾灸后在未起水泡时用艾油和艾灰混匀，涂在艾灸穴位处，可有效防治水泡出现。

二、艾灸后起水泡后怎么处理呢？

首先水泡部位不能接触脏东西或者不洁的东西，穿宽松衣服避免磨破水泡或摩擦水泡。

小水泡处理方法：可任其自然吸收，无须做特殊处理。

较大水泡处理方法：在充分消毒的情况下，用一次性 1mL 注射器从侧面将水泡刺破挤出液体，或者用注射器将其抽干，再在起泡部位拔罐，让其充分渗出，再将液体吸出，最后涂抹上烫伤膏或者艾油与干净艾灰混膏，敷以消毒纱布固定（烫伤油可以自制：将煮好的 10 个鸡蛋黄碾碎，放在炒菜的锅里，小火慢烤，待鸡蛋黄变黑时，将油收集到消过毒的瓶内，备用）。注意结痂期间保证局部卫生，防止灸疮感染化脓，待其结痂自愈。

出现灸疮后是否马上艾灸有两种意见：①水泡部位停止艾灸，待完全康复再在此处艾灸。②继续在水泡处艾灸，加大艾灸力度，促其自动消失。建议初次艾灸患者采取第 1 条意见。如自己是多年灸师，可以采用第二条意见。

三、艾灸起泡后容易感染吗？

这是许多艾灸人关注的问题，艾灸水泡是否容易感染？为此南京中医药大学彭拥军等人做过研究，得出艾灸诱发的水泡泡液中呈现多种炎细胞浸润，但以中性粒细胞浸润为主，中性粒细胞是预防感染的，化疗时肌内注射升白针也是提升外周血中性粒细胞数目以预防感染。

艾灸出现水泡后不接触污染物一般不会感染，不必惊慌。

四、艾灸后身体痒是什么原因呢？

艾灸时身体痒是较为常见的症状，说明体内有湿热因素。《素问·至真要大论》曾言"诸痛痒疮皆属于心"，艾灸为火热之气，会加重湿热，表现为皮肤瘙痒或者皮肤瘙痒加重。如果皮肤奇痒无比，多伴有肌表有风寒，邪闭于表，湿热内蕴，肌表的湿热之邪不能通过汗液排泄。

假如艾灸时或艾灸后皮肤瘙痒伴有胸闷、气短、咽喉窒息等症状，多是艾灸过敏，立即停止艾灸，去医院对症治疗。

五、艾灸后身体痒怎么处理呢？

艾灸后皮肤瘙痒一般不用处理，通过艾灸火热之气打开皮肤腠理，让湿热之邪从肌表排除，瘙痒多数能慢慢缓解消失。

如果瘙痒让人较为不适，艾灸时可以加上章门、血海穴，这两个穴祛湿活血凉血，可以治疗皮肤瘙痒。

假如是在吃中药的情况下，皮肤瘙痒伴有红色皮疹，或有皮肤划痕症者，汤药中加用白鲜皮 15g、丹参 30g；瘙痒伴有皮肤散在小白点，不是红点，是湿气重，加用地肤子 15g、炒薏米 30g；假如瘙痒晚上较重，常见于老年人，多是阴血不足，加用首乌 30g、防风 30g。

艾灸皮肤瘙痒的人还要注意饮食，第一不能吃辣，第二不能吃甜，甜的饮食包括水果、蜂蜜、蛋糕、糖、红薯、酸奶、枣、面包等一切含有甜味饮食。

六、艾灸会上火吗？

艾灸容易上火，但并不是所有人、所有时候都上火，一般情况下短时间内艾灸不会导致上火。当身体瘀滞较重，影响气血通行，艾灸时加速气血运行，加重了瘀堵，郁而化火，会出现上火症状。艾灸上火与患者体质、艾条／艾绒质量、灸量、艾灸穴位瘀堵状况等息息相关。

恶性肿瘤在中医领域属于"癥瘕积聚"范畴，是由外感、内伤、情志、饮食、劳倦等多个因素导致的气滞、血瘀、痰凝。加上肿瘤患者艾灸时间较长、灸量较大，导致阻滞更加明显，"气郁不解，则郁久而化火"，因此，肿瘤患者艾灸后容易出现上火症状。

艾灸上火只是艾灸治疗过程中一种现象，不影响疗效。《医学入门》说："虚者灸之，使火气以助元阳也；实者灸之，使实邪随火气而发散也；寒者灸之，使其气复温也；热者灸之，引郁热之气外发，火就燥之义也。"对于寒热虚实疾患，艾灸均能应用。艾灸上火不能说艾灸偏燥伤阴，《艾灸通说》言："艾非燥火，能提升中气，温养元气，补阴和阳。""凡百病宜灸者，腹背手足选其要穴，务以艾火活壮之气，直解表里涩滞之气，则血液通融，癥疝奔窜，胃元随输，诸证随退，譬如火焙粢糕，中心温润也。"

艾灸非邪火，是让邪火现形而已。

七、艾灸上火的症状是什么？

艾灸是让邪火显形，这种邪火多为郁火，或郁于卫分表现为皮疹、艾灸局部红肿，或郁于气分表现为口舌生疮、牙痛等，或郁于营分见鼻衄、皮疹色红；或表现于上见耳鸣、口舌生疮、牙龈肿痛、目赤、眼屎多；或表现于下见尿黄、便秘、痔疮等。

艾灸上火的火主要体现为火热上炎，以头面部症状较为常见。如果是艾灸引起的，当停掉艾灸之后，这些症状也会随着消失。

除非症状非常明显才可停止艾灸，如若症状不明显，建议继续艾灸，当气血通畅后邪火自散。

八、怎样避免艾灸上火？

可从以下几方面避免艾灸上火。

1. 据体质艾灸

假如日常生活中有些人特别容易上火或者一艾灸就上火，可以先艾灸中脘穴10分钟以斡旋气机，之后再灸其他部位；如艾灸后两胁撑胀不适，可以先艾灸期门穴十分钟；这些处理后仍上火，那只能先灸命门、身柱、膏肓等穴温补身体。

2. 选优质艾条

剔除体质问题，那要关注艾条质量好坏问题，用劣质艾条和新艾施灸容易上火！

《神灸经纶》曾曰："凡物多用新鲜，唯艾取陈久者良。""待三年之后，燥气解，性温和，方可用。"《炮制大法》也有"入药用新，灸火用陈"之说。

劣质艾条和新艾之火不存在艾热的透达和灸感，重在熏烤局部，伤其血脉与肌肉，温补作用很弱，这类"艾条"容易上火。建议选择有企业标准艾条，被相关监督机构监督，不会造假、不容易造假，以保证艾条质量。或者同时购买几种艾条，从中选一种优质艾条长期选用。

艾条的质量不能凭价格、比例、颜色、年份、产地认定，前面已介绍如何选择优质艾条，以资参考。

3. 灸量适宜

在这里要求每日艾灸量和连续艾灸次数，有人说多多益善，实则不然。用于保健目的多每日每穴艾灸15～30分钟即可，每周2～3次。

开始艾灸遵循由少到多循序渐进的原则，避免一开始就大灸量多穴位施灸。

肿瘤患者一般每次每穴30～60分钟，每日1次，可以连续艾灸，但要注意每两个月根据辨证调整一下穴位，不能长期艾灸一些穴位。即使治疗休克昏迷，也应当日灸到患者清醒为止，之后视情况调整艾灸量，不可日日艾灸、时时艾灸。凡事有度，过则为灾。

4. 辨证施灸

艾灸是优秀传统中医药文化重要组成部分，施灸部位、施灸选穴需要深厚的中医功底，并非人人会灸，也并非人人宜灸。《礼记·曲礼》载"医不三世，不服其药"，即不是三代世医，他的经验不够丰富，不服用他开的药物。艾灸何尝不是如此，艾灸既有腧穴作用、又有艾火作用，还有艾草艾烟作用，绝非一般中医师或针灸师所能理解的。感慨世人认为艾灸与参茸补品一样"多服久服不伤人"，随便买个艾灸盒扣在身上，选什么艾条、灸什么穴位、灸多长时间一概不管。不辨证施灸，多数旧病未解，又添新病。

相对而言，背部穴位较腹部艾灸不易上火。

灸后调护：为避免艾灸后上火，可在艾灸前后饮用适当温开水，不喝绿茶、饮料；艾灸时保证心情舒畅，避免大怒、大忧等；采用艾火隔厚纸多次实按涌泉穴，约半分钟，可引火归原，避免上火。

假如艾灸时出现咽喉疼痛、头目胀痛等，可以在耳尖（角孙穴）刺出血，或者头皮浮针；或大椎穴刺络拔罐，采取"引而越之"策略。

九、艾灸上火后怎么办？

艾灸上火处理起来比较简单，可采取以下几种方法。

1. 采用大椎穴或耳尖角孙穴刺血疗法以泄热；假如出现红色皮疹，可加上膈俞刺络拔罐，此为泻火方法。艾灸足三里泻火不明显，不可取。

2. 用燃烧艾条隔纸实按涌泉穴约半分钟，引火归原。

3. 避免辛辣刺激食物，吃清淡饮食，保持大便通畅。

4. 可饮用温柠檬水，既清火又不伤脾胃。

5. 调整艾灸量和穴位。

6. 选用优质艾条，艾条选用的经验前面已经介绍，不能被比例、颜色、年份、价格所蒙蔽。

十、艾灸后便秘怎么办？

艾灸后出现便秘也是上火的表现，一般不需要进行治疗，患者多饮些温开水、进食粗纤维食物后多数会缓解。不能进食辛辣、油腻等刺激性食物，如火锅。

艾灸后便秘和艾灸灸量、穴位有关，灸量大容易便秘，就适当减少灸量；

艾灸神阙、气海等穴容易便秘，有习惯性便秘患者避开神阙、气海、关元等穴，可加左侧腹结、大横、府舍等穴促进排便。

神阙穴艾灸超过半小时容易便秘，十几分钟可排宿便。

明·龚廷贤的《寿世保元》提及"腹中有积及大便闭结，心腹诸痛，或肠鸣泄泻，以巴豆肉捣为饼，填脐中，灸三壮，可至百壮，以效为度"。

京大戟与枣肉各半，捣成泥，敷脐，可治疗便秘。

十一、艾灸后更加疲劳怎么办?

少数人艾灸后会更疲劳，身体酸懒，走路无力，喜卧床，非常困。这是气血不足兼有经络瘀滞的人容易遇到的情况，无须担心，仍可以继续艾灸，只要在艾灸时增加其他疗法，这个问题就很容易解决。

气血不足且经络瘀堵的人，平时也容易疲劳、患上呼吸道感染，肩背酸痛等，每当艾灸时气血迅速充盈，但经络不通，无法荣养脏腑经络四肢百骸，营卫不和则疲劳；且艾灸时部分气血汇集到穴位周围，其他部位气血相对减少，也会困倦。

气血不足且经络瘀堵的人多在艾灸穴位及附近触摸到皮下结节，按压此处会觉得隐痛不适，可以用刃针松解结节或者通幽粉散结，这是局部治疗让补养的气血疏散外送，是第一步。

第二步艾灸大椎、肺俞、膈俞，补气养血，散瘀解表，患者微微出汗，开玄府，加强气机出入，助力气机升降。

第三步艾灸四关，平抑肝阳、调补气血、疏通经络、镇静安神、健脾养肝强肾。

在此基础上继续艾灸，疲劳会迅速缓解。

十二、艾灸后局部和面部出现小红点怎么办?

有些人灸后起红点、红疹、发痒，这是将血中湿热之气外排的表现。《素问·至真要大论》"病机十九条"里提到"诸痛痒疮，皆属于心"。皮肤红疹为血分有热，痒也为热与湿的外在表象。

此时要继续艾灸，可在大椎、膈俞、心俞等穴刺络拔罐，泻火凉血；也可以在血海、章门针刺，凉血祛湿，如此局部和面部红疹会迅速消退。汤药可用滑石、白茅根等药煎水口服以清热凉血利湿，也有较好疗效。

注意：在此调理期间尽量保持清淡的饮食，少食肉与海鲜，忌辛辣刺激饮食与烟酒，保持愉悦的心情，不要焦虑。

第五节　灸感

一、艾灸一定会有灸感吗？

作为养生保健重要手段的艾灸被世人高度推崇，但是每个用过的人感觉都不一样。有的人感觉很明显，见效很快，有的人见效就很慢。灸感的强弱一般代表了经络的堵塞程度。有灸感、灸感强，说明自身的经络通畅，作用立竿见影；没有灸感也不代表没有效果，而是表示经络中邪气瘀积严重，需要持续艾灸，加大艾灸灸量，堵塞的经络就会被逐渐打通，艾灸也会有效。

循经感传现象分为显性感传和隐性感传。显性感传是指受灸者能通过大脑明显感知到灸感及感传；隐性感传则刚好相反。据医学统计，显性感传在一定的条件下才会产生，显现率较低，而隐性感传普遍存在于人群中，可达90%以上，也就是说我们大多数人其实都是隐性感传者。

具体而言，艾灸后的灸感常见表现为：①透热。灸热从施灸点皮肤表面直接穿透到深远部组织，深部组织有温热舒服感觉。②扩热。灸热以施灸点为中心向周围扩散。③传热，循经传导，远处病灶处感觉热、酸、麻等症状等。

二、影响灸感的因素有哪些？

艾灸的灸量、个体体质强弱、时间和环境的影响、操作者经验等，都会对灸感产生影响，其中主要的原因有以下 5 个。

1. 个人体质的差异

由于每个人的经络传导不一样，每个人在艾灸时的感觉都是不同的。相对而言，体质强壮者传感较好；身体虚弱者经络传感较差，体内瘀堵较重者传感较差。

2. 艾灸手法的差异

灸感的产生需要操作者熟练的手法和稳定的心态，以及保持艾灸时均衡持续的火力。

3. 环境的影响

在温暖安静的环境里，人们心情放松，思想集中，更容易感知灸感的发生，感传的效果也更好。反之，在嘈杂寒冷的环境里，人们易产生烦躁情绪，思想不宜集中，则灸感多迟钝或不易。

4. 穴位不同

每个穴位灸感不同，如足三里灸感就较强，而百会穴很难有灸感；此外穴位区域瘀堵较重，开始艾灸时很难有灸感，此时可用通幽粉／油局部涂抹、穴位局部刃针松解、先灸与此穴对应的夹脊穴等，都有助于增强灸感。

5. 艾条质量

这也是关键因素之一，劣质艾条只会让皮肤浅表部位灼热，很难穿透肌肤，灸感就差；而优质艾条穿透力大、火力足，温通力强，自然灸感就大。

三、为什么有时候艾灸见效不明显呢？

影响艾灸疗效因素很多，其主要因素有以下几个方面。

1. 艾条质量

劣质艾条烧灼浅表皮肤，热力难以内传，很难有效。

2. 选穴不准

许多人艾灸喜欢用艾灸盒，艾灸盒很难精准定位穴位，穴位定位不准，疗效多不显。

3. 灸量不足

有些人艾灸几分钟甚至十几分钟，有些人缺乏持之以恒，灸量很小难有疗效。

4. 艾灸时注意力不集中

艾灸的同时或看着手机、或与他人聊天，很难凝神静气将气血汇集在穴位周围，疗效也多不显。

疗效不明显的受灸者，查其穴位皮肤，多数颜色浅，甚或皮肤颜色都没改变，见不到有效的灸斑、灸疮等痕迹。

第六节　艾灸的适应证

一、阳热证可以艾灸吗？

答案同样是肯定的，阳热证可以艾灸。

热证是否可灸自古一直备受争议，提出异议者多是对艾灸研究不多、认识不足之人。

历史上主张阳热之证艾灸者多为医学集大成者，灸法治疗热证最早见于长沙马王堆汉墓出土的帛书《足臂十一脉灸经》和《阴阳十一脉灸经》，如"口热舌坼（坼），嗌干……久（灸）则强食产肉"。

《黄帝内经》中提出用灸法治疗热证，为"热证可灸"奠定了基础。《灵枢·背腧》并介绍了艾灸补泻方法："以火补者，毋吹其火，须自灭也；以火泻之，疾吹其火，传其艾，须其火灭也。"艾灸不仅补阳，更有泄热之功。

之后孙思邈、王焘、窦材、闻人耆年、刘完素、朱丹溪、龚居中、张景岳、杨继洲、薛己、李梴、吴师机等人都极力推崇实热证艾灸。

其中两个人的观点最有说服力，第一个是刘完素，刘完素是火热论代表人物，提出"六气皆从火化""五志过极皆能化火"。刘完素认为灸法可治疗热证，一是艾灸引火热之邪外出，热能引热，如治疗"骨热不可治，前板齿干燥，当灸百会、大椎"；二可引阳热下行，降火滋水。如《素问病机气宜保命集》："泄者……假令渴引饮者，是热在隔上，水入多，则下隔入胃中……此证当灸大椎五七壮立已。""厥阴之井大敦，刺以通其经；少阳之经绝骨，灸以引其热，是针灸同象法，治之大体也。"

第二个是国内外医界尊为针灸经典的《针灸大成》作者杨继洲，杨继洲热证可灸的思想主要分虚实两端，虚证以泻火实下、灸温除热；实证以醒脑开窍、清热解毒。介绍取膏肓穴法："主治阳气亏弱，诸风痼冷，梦遗上气，呃逆膈噎，狂惑妄误百症。取穴须令患者就床平坐，屈膝平胸……按之患者觉牵引胸肋中手指痛，即真穴也。灸至百壮、千壮，灸后觉气壅盛，可灸气海及足三里，泻火实下。"灸气海、足三里，一则引灸火下行，二则培补下焦元气。灸劳宫穴法："久劳，其状手脚心热，盗汗，精神困顿，骨节疼寒，初发咳嗽，渐吐脓血，肌瘦面黄，减食少力……灸时随年纪，多灸一壮。如人三十岁，灸三十一壮，累效。"体现了温灸除热。用于实证，如"癫狂，言语不择尊卑，灸唇里中央肉弦上一壮，炷如小麦大"；"狐魅神邪迷附癫狂：以两手、两足大拇指，用绳缚定，艾炷着四处尽灸，一处灸不到，其疾不愈，灸三壮（即鬼眼穴）"，可醒脑开窍；如《疮毒门》"疔疮生面上与口角：灸合谷""疔疮生手上：曲池（灸）""痈疽发背：肩井委中又以蒜片贴疮上，灸之，如不疼灸至疼，如疼，灸至不疼"，实热证艾灸强调选穴与隔物灸材料。

《医学入门》总结为："虚者灸之，使火气以助元阳也；实者灸之，使实邪随火气而发散也；寒者灸之，使其气复温也；热者灸之，引郁热之气外发，火就燥之义也。"因此，若艾灸运用得当，虚、实、寒、热之疾均可灸。

艾灸的温热作用可使皮肤腠理打开，毛窍通畅，给热邪以出路，"以火引火"。对于发热、急性乳腺炎、急性腮腺炎、急性化脓性中耳炎、毛囊炎等实热疾病有着很好的疗效，针灸学家周楣声教授提出"热证贵灸"的观点。

热证可灸体现在艾灸补泻手法、相关穴位选择以及隔物灸材料选择等，如能巧妙应用，补泻自如，灸具备针、药、火作用，寒热虚实均可迅速平复，难怪大医家王焘、窦材重灸轻针。

二、阴虚体质可以艾灸吗？

大家有一个误区，都认为阴虚容易生内热、内火，艾灸本身有很强的温补作用，阴虚者艾灸如同火上浇油，阴虚之人是不可以艾灸的。事实上阴虚体质的人群是可以进行艾灸的。

何为阴虚？阴虚是指精血或津液亏损，症状表现为形体消瘦、口燥咽干、两颧潮红、五心烦热、潮热盗汗、小便短黄、大便干结、舌红少苔、脉细数等，因阴虚的脏腑不同，除了以上阴虚的共同症状外，又分别有各自的兼症，如心阴虚证：患者常伴有心烦、心悸、失眠等；肺阴虚证：多伴有干咳无痰，或痰少而黏、不易咳出，或痰中带血、声音嘶哑等；胃阴虚证：多伴有胃脘嘈杂不舒，饥不欲食或者脘腹部胀闷不舒、隐隐灼痛、干呕、呃逆等症；肝阴虚证：多伴有头晕眼花、两目干涩、视力减退，或胁肋部隐隐灼痛等症状；肾阴虚证：多伴有腰膝酸痛、头晕、耳鸣、牙齿松动，男子阳强易举、遗精、早泄，女子经少或经闭、崩漏、失眠、健忘等。多由热病之后或病久阴伤液耗，或因过度操劳、房事不节等使阴液暗耗，渐成阴液亏少。

阴虚之人多火旺，尤其是上焦的火旺，症状主要表现为容易上火、口舌生疮、不能进温热食物，鼻眼生疮，干咳，痰中带血，烦躁易怒等。

无论阴虚内热还是阴虚火旺，都俗称虚火，属于热病的一种，自然可以艾灸，只是选穴侧重点不一样。可选中脘、三阴交、涌泉、太溪、照海、太冲等穴。艾灸这些穴位有先后次序，先灸中脘十分钟，是因为许多虚火是因中焦阻塞，心火不能下煦阴水，阴水不化则阴虚；最后艾灸涌泉补肾、引火下行。

阴虚选用艾灸是因为艾灸有针刺作用，选滋阴清火穴位自然可以滋补阴精；另外张景岳强调阴阳互根互用，"善补阴者，必欲阳中求阴，则阴得阳升而泉源不竭"，用艾火阳热刺激穴位有助于阴生。

阴虚的人施灸时，开始时穴位宜少、量宜小，慢慢尝试，如无不适，逐渐加量。同时可配合针刺泻火和当归六黄汤、玉女煎、知柏地黄丸等汤药辨证口服。同时应做到不熬夜、少操心、避疲劳。食品中补阴佳品为大米油、牡蛎等。

艾灸升白就是阴虚用艾的典型例子。白细胞减少的原因不仅有肾阳的不足，还有肾精的亏损，选穴上主要选用任脉的穴位补肾填精、培元固本，用艾火作用于这些穴位，其原理是"阳中求阴，则阴得阳升而泉源不竭"，故其疗效非凡。

三、便秘或腹泻时能灸吗？

首先要查明便秘或腹泻的病因，如为单纯的便秘和腹泻，都可以做艾灸，前面章节已经论述，而且艾灸神阙治疗腹泻起效快、疗效显。

四、口腔溃疡能艾灸吗？

治疗口腔溃疡最佳手段是针刺，可以在溃疡的部位做针刺，用1mL注射器针头，在局部迅速点刺几个点，口腔溃疡就能够迅速缓解。

治疗口腔溃疡最简单方法是用牙齿轻轻咬溃疡处，可连续多次或用手指按压舌根部位溃疡，也能迅速缓解溃疡引起的疼痛。

口腔溃疡多为阴虚火旺，汤药封髓丹也有一定疗效。

如有口腔溃疡且溃疡处无结节时，可以艾灸气海穴、太溪穴，这些穴位既能滋阴，又能引火下行。特别强调，若头颈部肿瘤放疗引起口腔溃疡，这种实火伤阴的溃疡不建议艾灸，不恰当的艾灸有可能加重放疗引起的口腔溃疡，影响其进食。

如艾灸引起口腔溃疡，可用艾条实按涌泉穴，可连续多次治疗，效果满意。

五、鼻炎艾灸哪里有效？

艾灸治疗鼻炎效果很明显，治疗鼻炎优选艾灸。

现代人鼻炎患者甚多，缘由进食生冷过多、吹空调过多。《难经·四十九难》云："形寒饮冷则伤肺。"意思是形体受寒、进食生冷，均可损伤肺脏。《灵枢·百病始生》篇曰："重寒伤肺。"当风寒之邪侵犯肌体，皮毛先受之，皮毛者，肺之合也，故肺先受病；若再饮食生冷，脾胃受寒，母病及子，更伤于肺，内外皆伤，故为"重寒"。肺开窍于鼻，鼻炎多为肺气虚。

可艾灸 4 个穴位：肺俞、身柱、印堂、迎香穴，肺俞、身柱可补肺解表治本；印堂、迎香为局部取穴，可宣通鼻窍治标。

六、湿疹性皮炎能艾灸吗？

湿疹是可以艾灸的，急性或亚急性湿疹患者的全身皮肤处于致敏状态，治法有在艾灸同时口服糖皮质激素、皮疹处梅花针叩刺、火针围刺等；慢性湿疹患者由于皮疹局限于某一部位，可单纯艾灸。

常规取穴首选阿是穴，可以配合艾灸章门、血海等穴。阿是穴艾灸时间要长，应在半小时以上，章门、血海每次每穴 5 ～ 10 分钟即可。

其实优质艾灰外涂可以治疗湿疹、手足癣等，效果也好。

《针灸大成》认为"在肌腠非熨烔不能以达"，意为"治疗皮肤病，除了艾灸，其他办法都难以抵达病灶"，这说明在古代艾灸是治疗皮肤疾病常用方法。艾灸治疗皮炎、神经性皮炎等皮肤类疾病，效果也显。

七、艾灸对深静脉血栓有没有影响？

艾灸对深静脉血栓没有影响，但艾灸时血栓部位会出现疼痛或加重，是因为血栓局部瘀堵较重，艾灸在疏通过程中会引起疼痛。如血栓在四肢，可以在瘀堵部位刺络拔罐；在脑血管，可在头皮做浮针。心肺有血栓要紧急去医院处理。

但是在有血栓的情况下，要找血管外科医生来处理，溶栓或联合放置滤网。

有研究证实，艾灸在预防深静脉血栓方面效果较好，能够改善患者肢体周径，并促进患者静脉流通评分。

八、艾灸哪些穴位能防止卵巢癌患者复发和转移，同时能提高免疫力？

卵巢癌之所以容易复发，缘由卵巢癌患者湿气重，湿气重加重免疫功能低下。

祛湿我们常选中脘穴，中脘穴祛脾湿作用很强；同时必须配合在关元穴下1寸的中极穴，中脘与中极穴合用，可很好祛除卵巢癌的湿气。

CA125高，必须重灸中极穴，如灸到位，CA125会明显下降。

卵巢癌转移的原因非常复杂，但改善免疫功能是抑制转移非常重要的因素，艾灸能改善肿瘤患者基础免疫功能是不容置疑的。

九、舌头淡紫有瘀斑，每次灸多久？中间要停吗？还是可以一直灸？

舌淡紫是阳虚夹瘀血，是肿瘤患者常见舌象，也往往是晚期肿瘤常见舌象。舌淡往往为阳气不足，是艾灸主要适宜证；紫是瘀血的表现，艾灸有温热作用，可促进局部血液循环，从而缓解血瘀。所以艾灸治疗舌淡紫是适宜的。

可以选膈俞、命门、关元、中极等穴，每日1次，每次每穴30分钟以上。因为肝藏血，血瘀多因肝郁，可配合针刺开四关；同时拍打大腿内侧肌肉以解郁。

十、化疗后手足麻木如何艾灸？

手足末端是十二经络交汇处，神经特别丰富，而且手足末端血管比较细、循环比较差，容易造成瘀堵，化疗时损伤神经会出现手脚麻木。如长期营养不良的人，气血不足，手足末端肌肉不够丰满，更容易出现手足麻木。

艾灸有明显温通作用，可促进局部的血液循环，毒素容易被代谢，手脚麻木容易缓解。可用麻麻艾艾灸劳宫穴、涌泉穴，以及手足尖部，可以让手脚麻木迅速改善。如能配合中脘、关元穴补益脾肾，效果会更明显且持久。

十一、白细胞减少症怎么艾灸？

我们曾在 CCTV-4 "中华医药"栏目介绍"灸壮元气巧升白""国医奇术"，介绍艾灸升白，迅速在全国掀起艾灸升白热潮，挽救了许多因为骨髓抑制不能放化疗患者。该节目被许多艾灸馆广泛传颂。

升白可艾灸中脘、气海、关元和足三里，每穴每次半小时，每天 1 次，以皮肤耐受为度。中脘位于任脉，且是胃的募穴，具有和胃健脾之功。足三里为足阳明胃经的合穴，"合治内腑"，可理脾胃、调气血、补虚。脾胃为后天之本，是生化的源泉，灸足三里和中脘穴可健运脾阳、补中益气，补后天以资先天；气海穴为生气之源，主一身之气机，与肺气息息相关，具有升阳补气、补虚固本之效，补气海就能补肺气，肺气足则肺的宣发功增强，从而使阳气布散全身。关元穴是小肠的募穴，主诸虚百损，具有培元固本、温阳补虚之功。

先后天同补，脾肾俱健，升白迅速。如骨髓抑制程度重、时间久，可重灸关元穴 2～3 小时，白细胞也能迅速生长。艾灸升白速度不逊于粒细胞集落刺激因子。

有时白细胞低下是因为表阳郁闭，假如患者脉象濡或者右寸弦紧，可通过艾灸膏肓、身柱升高白细胞，每次每穴 30 分钟以上，每日 1 次。

十二、艾灸如何治疗恶性积液？

恶性积液是西医学用语，是通过影像学检查出来的，古代先贤无检测设备，在治疗恶性积液方面无直接经验可资参考。古人将恶性积液并在鼓胀、肤肿等疾病中。鼓胀作为"风痨鼓膈"中医四大难症之一，一直没有重大突破。

我自 2000 年开始用离照散治疗恶性腹水，之后用离照散治疗心包积液（2006 年）、脑积水（2009 年）、胸水（2020 年），效果满意。

治疗腹水用离照艾艾灸神阙，每天 1 次，每次至少 1 小时，第一次艾灸至少 3 小时。

治疗中少量心包积液，可以用离照艾艾灸虚里穴，每天 1 次，每次至少半小时，以局部皮肤耐受为度，女性患者要取卧位艾灸。

治疗脑积水，艾灸百会穴，每天 1 次，每次半小时，注意防止烫伤皮肤。

治疗胸水，艾灸患侧大椎、肺俞、期门、京门、章门，每天 1 次，每次每穴 30 分钟以上，艾灸肺俞穴是重点，当患侧肺俞穴汗出如油时则胸水减轻。

特别强调的是三点，一是腹水、脑积水需要多方面、多角度治疗，才能效果好；而且采取隔物灸，离照散作为隔物。二是要用药艾条——离照艾。三是艾灸时间要足量，治疗腹水第一次必须三个小时，之后每天 1 次 1 小时。

十三、艾灸时间长了皮肤硬怎么办？

艾灸后皮肤变硬通常是正常的，往往是艾灸后组织水肿或者灸量过大出现瘢痕灸，皮肤硬的同时往往伴有瘙痒，瘙痒时不要用力搔挠，避免局部的破损感染，多数人经过一段时间之后，这种情况会慢慢消失。

如做瘢痕灸，可待瘢痕结痂自行脱落，痂下皮肤鲜嫩如初，可以继续艾灸。不建议在结痂未脱落部位艾灸，结痂部位因为热传导较差，艾灸疗效不甚满意。

假如肿瘤患者艾灸部位皮肤硬，且是每日艾灸必用穴位，可用刃针在相关硬结下做结节松解，或者用通幽油涂在局部，促进结节缩小消失，不影响继续艾灸疗效。

十四、乳房结节可以直接艾灸乳房吗？

乳房结节是可以艾灸的，但在艾灸之前首先要除外结节是恶性肿瘤，如果是恶性肿瘤，建议先行手术或者放化疗。

如果结节是乳腺纤维瘤（用手摸起来为较大韧性结节或条索状肿物，或者超声检查，或穿刺明确），可直接用立笑艾艾灸结节处。乳腺纤维瘤中医辨证多偏寒，故艾灸对于乳腺纤维瘤的治疗效果比较好。

如果是非恶性、非纤维瘤性质结节，可用隔香附饼艾灸，香附饼用香附、蒲公英、橘核、川芎等打成细粉，取适量，酒和成直径 1cm、厚 5mm 薄饼，敷在结节处，外用立笑艾艾灸，可有效促结节消散、消失。

十五、艾灸治疗腹水应该注意什么？

自 2004 年我们在《中医外治杂志》报道药灸神阙穴治疗腹水后，陆续有艾灸治疗腹水报道，经过近 20 年的研究，我们治疗腹水有了较为丰富的经验，先介绍如下：

1. 艾灸治疗腹水适用于肾虚或肾阳虚患者，对肝胆湿热两胁胀满患者效果较差，肝胆湿热型腹水可用针刺或柴胡达原饮，效果较好。

2. 艾灸时间有特别要求，用离照艾灸神阙药粉（离照散），第一次 3 小时以上；第 2 次及之后要求艾灸 1 小时以上。

3. 每日艾灸后要抖腹直肌数次，防治肠粘连。腹水内含有大量蛋白，在艾灸腹水消退的同时，这些蛋白会附着在肠壁上，造成肠粘连，会引起腹部隐痛，如在艾灸后抖腹直肌可有效减少肠粘连。抖腹直肌操作视频我们曾发在网络上，可供大家参考。

十六、艾灸治疗心包积液有讲究

心包积液临床也常见，多见于肺癌、乳腺癌、恶性淋巴瘤患者。当心包积液 ≤ 2cm，且无症状时，可以单纯艾灸虚里来治疗，效果很好。

假如心包积液正在引流，也可以艾灸虚里协助治疗心包积液。艾灸可促心包积液引流管尽早拔掉，且心包积液不容易复发。

艾条要用药艾条离照艾，每日艾灸 30 分钟即可。

特别强调的是，女性尤其中老年妇女，艾灸时要取卧位，是因为中老年妇女乳房往往下垂，立位时按照教材所说很难找准虚里位置。

十七、有些休克患者必须艾灸

中医虽然没有休克名称，但是有阳气欲脱的厥证、脱证，这些症状类似休克，如《素问·举痛论》记载："卒然痛，死不知人，气复反则生矣。"类似剧烈疼痛引起的休克；《难经·六十难》记载："其五脏气相干，名厥心痛；其痛甚，但在心，手足青者，即名真心痛。其真心痛者，旦发夕死，夕发旦死。"类似心梗引起的休克；《伤寒论》记载："少阴病，吐利，躁烦，四逆者死。"类似感染引起的休克；《刘涓子鬼遗方》记载："金疮弓弩所中，闷绝无所识。"类似创伤引起的休克；《医宗金鉴》记载："产后血晕……因去血过多，血脱而晕，面唇必青白。"这类似失血引起的休克。

先贤对于阳气欲脱的厥证、脱证，常用艾灸关元、气海的方法治疗。

如张仲景的"少阴病，吐利，手足不逆冷，反发热者，不死，脉不至者，灸少阴七壮""伤寒六七日，脉微，手足厥冷，烦躁，灸厥阴。厥不还者，死"，强调灸法挽救生命，认为急用灸法的临床指征是"手足厥冷、无脉"，并把手足温、脉还作为治疗有效的临床征象。

《扁鹊心书》指出："真气虚则人病，真气脱则人死。保命之法，灼艾第一，丹药第二，附子第三。""若四肢厥冷，六脉微细者，其阳欲脱也，急灸关元三百壮。"《本草纲目》认为"艾灸百病能回绝气""透诸经而治百种病邪，起沉疴之人为康泰"。陆渊雷《伤寒论今释》云："脉微厥冷烦躁，乃亡阳急证，汤药常不及救，灸法或可济急。"艾灸解救欲倾危重之证，远胜针药。

我们是最早将艾灸治疗肿瘤休克患者的，取穴也是重灸神阙、气海、关元，临证每每取效，且取效甚捷。

诚如窦材所云"若灸迟真气已脱，虽灸亦无用矣。若能早灸，自然阳气不绝，性命坚牢"。一旦出现休克、身体不太虚弱，尽早灸治；如患者如灯枯油尽之状，即使艾灸万壮，也多为徒劳。

本人不太认同百会、涌泉、足三里、中脘灸治休克之功，肿瘤患者休克实为急症，在病情非常紧急时不要选这些穴位延误时机。

采取直接悬灸，用有烟艾条，最好离穴位 0.5 ～ 1cm，时间不限，可一直艾灸至患者苏醒。苏醒后亦可每天艾灸，对患者元气恢复非常重要。

治疗休克不能仅限于艾灸，要根据休克原因进行西医学对症治疗，两者联合相得益彰。

十八、艾灸如何升高血小板？

肿瘤化疗患者或晚期肿瘤患者血小板低下也较为常见，西医学重组人血小板生成素注射液、注射用白介素 −11 等药取效慢、有效率偏低。反复输血小板悬液极易产生血小板抗体，产生耐药。

我们曾在肝俞穴、脾俞穴及周围结节刺络拔罐，效果非常满意，往往治疗一次，次日检测血小板就有明显提升。有些人甚至一些医生认为血小板低于5万刺络拔罐会出血不止，事实上并不是这样，有时血小板 1 ～ 2 万我们也会刺络拔罐，未见到血出不止现象或出血时间延长情况。

正因为刺络拔罐升血小板高效、速效，未进行艾灸提升血小板研究。我们认为血小板低下与血虚血热有关，我曾用民间三两三升血小板偏方生地黄、桑叶、白茅根、党参口服治疗，少数患者有效；但是将药物煎膏外敷脾俞、肝俞做隔物灸，用升白艾艾灸，效果同刺络拔罐一样显著。

在临证过程中，我们经常看到艾灸中脘、气海、关元可以改善骨髓抑制，升高白细胞、红细胞、血小板等。

十九、如何用艾灸改善免疫检查点抑制剂副作用？

近年来，免疫检查点抑制剂作为肿瘤治疗的一种新型疗法，"声名鹊起"，让部分肿瘤患者生存获益及生存质量提升。

随着应用病例增加，免疫检查点抑制剂的副作用开始显现，有些副作用还是致命性的，如免疫性肺炎、免疫性心肌炎，目前尚无良策！艾灸是否可以有效防治这些副作用值得关注。

免疫检查点抑制剂（immune checkpoint inhibitors，ICIs）可以引起广泛的免疫相关不良事件（immune-related adverse events，irAEs），毒性可以以不同

的频率和严重程度影响几乎任何器官。威胁生命的 irAEs 包括不断报道的皮肤 irAEs、下消化道 irAEs、肺部 irAEs、脑垂体炎（hypophysitis）、甲状腺 irAEs、肝脏 irAEs、心脏 irAEs、神经 irAEs、眼 irAEs、风湿性 irAEs、肾脏 irAEs、血液学 irAEs 等。

免疫检查点抑制剂常见的不良反应包括有皮肤毒性（皮疹、瘙痒、白癜风等）、消化道毒性（腹泻、腹痛、便血等）、内分泌系统毒性（下丘脑炎、甲状腺功能异常等）、肝脏毒性（肝炎等）、肺脏毒性（呼吸困难和咳嗽等）、免疫系统毒性（畏寒、发热等）和其他少见毒性（神经毒性、血液毒性、心脏毒性等）。

我曾对这些副作用进行过深度中医辨证解读，认为免疫检查点抑制剂表现为寒燥之性，其既可以治疗肺鳞癌、头颈部鳞癌、宫颈癌、胃癌、乳腺癌等偏热肿瘤，又可治疗膀胱癌、小细胞肺癌等湿热较重肿瘤。

此外其副作用既可以体现为肌表畏寒、发热、肌肉痛、皮疹等寒性收引之性，又可表现为寒燥伤阴引起心肺疾患，还可表现为寒伤及脾胃，见腹泻、腹痛等症。由此可以推断，免疫检查点抑制剂具有寒燥之性。

针对其常见副作用，可以艾灸大椎、肺俞、心俞、脾俞、肾俞等，解表散寒，滋阴润燥。可在应用免疫检测点抑制剂前和过程中艾灸这些穴位，其副作用少见且轻微。

此外艾灸这些穴位，可以改善肿瘤免疫微环境，可有效提高免疫检测点抑制剂疗效，是一箭双雕之举。

第七节　艾灸的注意事项

一、什么时间艾灸最合适?

这是被经常问到的问题，何时艾灸效果最好？艾灸主要是补充人体的阳气，阳气在凌晨时分开始升发、布散到人体脏腑经络四肢百骸，以保证清晨睡醒后，人体可以进行正常的活动。如果在上午时段进行艾灸，可以很好辅助身体阳气的升发和运行，使精神更加饱满。下午至子夜阳气渐渐内敛，尤其晚上艾灸不利于阳气内收，睡眠不好的人更容易失眠。

当身体发生某些急性病症，需要使用艾灸治疗时，也是不必拘泥于时间。

如果根据经络子午流注开穴时间艾灸，效果会更好。要补脾肾，注意巳时、酉时艾灸，巳时艾灸可助脾胃功能。

子时（23：00～1：00），胆经最旺；丑时（1:00～3:00），肝经最旺；寅时（3:00～5:00），肺经最旺；卯时（5:00～7:00），大肠经最旺；辰时（7:00～9:00），胃经最旺；巳时（9:00～11:00），脾经最旺；午时（11:00～13:00），心经最旺；未时（13:00～15:00），小肠经最旺；申时（15:00～17:00），膀胱经最旺；酉时（17:00～19:00），肾经最旺；戌时（19:00～21:00），心包经最旺；亥时（21:00～23:00），三焦经最旺。

从亥初（21:00）开始到寅时（3:00），是人体细胞休养生息、推陈出新的时间，此时人随着地球旋转到背向太阳的一面，相当于一天的"冬季"，是人睡眠的良辰，不适宜艾灸。

二、艾灸根据季节灸什么穴位最有效？

不同的季节，艾灸穴位会有不同侧重，比如春天主生发，人容易上火，可以灸期门助升发疏散。

夏天腹部容易着凉、腹泻，可以灸中脘和神阙。

秋天多见外寒内火，后背发紧，头部发胀，灸大椎散热解表。

冬天遵循温补，灸中脘和关元充养元气。

以上这些谈的是顺应季节养生来艾灸。如针对某些疾病尤其肿瘤患者，还是要根据病情确定艾灸的穴位，且以病情治疗为主。

三、艾灸时间多长适宜？

艾灸的时间选择，一般情况下是每个穴位半小时为宜，但是也会根据具体的艾灸目的而做调整，比如艾灸神阙穴治疗腹水时，需艾灸至少1小时，第一次要求 3 小时以上；艾灸治疗化疗导致的腹泻可艾灸半小时至 1 小时，但艾灸治疗便秘时仅需要艾灸 15 ～ 20 分钟，刺激肠道蠕动即可。

针对肿瘤患者，古人认为肿瘤类疾病多年深日久，病根深笃，相比于其他病症灸量宜大，主要包括大艾炷施灸和小艾炷多壮灸，艾炷小则火气达不到病所，不能愈疾。《明堂上经》乃曰："如腹胀、疝瘕、痃癖、伏梁气等，须大艾炷。"《针灸资生经》云："黄帝曰：灸不三分，是谓徒冤，炷务大也。小弱乃小作之。"《明堂下经》云："凡灸欲炷下广三分，若不三分，则火气不达，病未能愈，则是灸炷欲其大。"《千金翼方》载治癥瘕法："小腹坚大如盘盂，胸腹中胀满，饮食不消，妇人癥聚瘦瘠，灸三焦俞百壮，三报之。灸内踝后宛宛中，随年壮，灸气海百壮。久冷及妇人癥癖，肠鸣泄利，绕脐绞痛，灸天枢百壮，三报之。"

肿瘤患者艾灸要火力足（明火艾灸）、灸量大（粗艾条）、时间久，才可保证疗效。

四、艾灸要离穴位多远合适？

艾条的粗细、艾绒质量都不一样，而且每个人皮肤温度耐受程度不一致，所以艾条与皮肤距离没有严格的规定，一般离穴位 1 ～ 2cm，以皮肤耐受为度，即皮肤觉得烫，但也不是受不了的时候。绝不能觉得稍微一热就挪开了，这样艾灸没有任何意义。

艾灸需要保持火力持续性，让热力持续渗透，此时不能这个穴位烫了就换下一个穴位，两三个穴位轮换艾灸。

少数人群不能耐受艾灸灼热，多是因为局部瘀堵火热，难以渗透入里，此时可做如下处理：①穴位涂通幽粉以开穴。②穴位部位刃针松解。③与其相对应脊柱神经传导部位督脉、夹脊穴艾灸，通过打开督阳大通道，促进艾灸部位肌肉松解，让艾火之力顺利渗透。④可在穴位及周围较大范围回旋灸，待热能渗入时，可以加强穴位局部艾灸力度。

五、艾灸的疗程为多久？

肿瘤患者艾灸的疗程视情况而定，如艾灸治疗腹腔积液、脑积水、癌痛等，待症状或体征消失后可不必艾灸；肿瘤患者康复阶段可每日艾灸至身体机能恢复，之后可以隔日艾灸一次，也可每日艾灸。

古人对肿瘤类患者也强调长期连续施灸。清代《针灸逢源》认为多灸为妙，对痞块的灸治从七壮开始逐渐增加壮数，连续施灸，"凡人饮食无节……结成痞块，必在肠胃之外、膈膜之间，故宜用灸以拔其结络之根。上脘、中脘、通谷、期门（灸积块在上者），肾俞、天枢、章门、气海、关元、中极（灸积块在下者），脾俞、梁门（灸诸痞块）。凡灸之法，宜先上而后下，皆先灸七壮或十四壮，以后渐次增加，多灸为妙……第灸痞之法。非一次便能必效，须择其要处。至再至三。连次陆续灸之。无有不愈者"。张景岳在《景岳全书·积聚》中也指出治痞当愈多愈妙，越多越好，"凡灸之法，宜先上而后下，脐腹之壮用宜稍大，皆先灸七壮，或十四壮，以后渐次增加，愈多愈妙"。

《针灸逢源》指出灸法不仅有灸几次的，还有连年不绝灸治达到百千壮者，以使疗效连续不断前后促进："灸法有二报三报，以至连年不绝者，前后相催其效尤速，或自三壮五壮，以至百壮千壮者。"需要注意的是，灸量要循序渐进，从三五壮起逐渐增加。

六、艾灸能不能每天都灸？

这没有一个严格的界限。若用于养生保健，不必每天都艾灸，可根据自己时间艾灸，也可以每周艾灸 1～2 次，每次 30～120 分钟即可。

但就肿瘤患者而言，须每天艾灸，且每次每穴至少灸半个小时，这样才能保证疗效持续。针对肿瘤特殊并发症，如腹水、休克昏迷等，每日艾灸时间必须相应延长。如白细胞低下患者，每日每次 30 分钟不能有效者，要求单独艾灸关元穴两小时以上才会有效。

治疗腹水时，由于腹水中含有大量蛋白，在腹水消退的同时蛋白会附着在肠系膜、腹膜上，容易造成肠粘连，会引起慢性腹痛，在艾灸同时要每天抖腹直肌，既可以理气助腹水消失，也可以避免肠粘连。

在这里特别注意的是，中医治病强调的是"阴平阳秘，精神乃治"，追求的是阴阳平衡，如长期艾灸固定穴位，也会造成阴阳失调，出现新的症状，建议肿瘤患者艾灸的每一两个月要找针灸肿瘤专业医生精细辨证，指导艾灸。这一点切记，要铭记在心。孙思邈也曾告诫"阴阳动发冷热成疾，灸太过熟大害人也"。

我们经常让患者艾灸任脉脐下丹田部分，任为阴脉，艾为阳火，艾灸任脉为阴中求阳，生生不息。《景岳全书·新方八阵·补略》说："善补阳者，必于阴中求阳，则阳得阴助而生化无穷。"窦材也强调"灸补元气，取穴重在脐下，真气始动之地，任脉承任阴血，用之阳火，可免燥补之弊"。

七、能不能几个穴位同时艾灸？

俗称"家有三年艾，郎中不用来"。艾灸作为传统中医养生智慧的结晶，从远古一直流传至今。近年来，艾灸更是走进千家万户，被民众所熟知、接受和应用。艾灸疗法之所以成为现代人追捧的养生之法，是其绿色、天然、安全、无副作用。

"艾灸时，取穴的顺序重要吗？能不能几个穴位同时艾灸"，这是人们经常问的问题。少数人只是做艾灸保健，有时灸一个穴而已，不关心顺序问题。

事实上，多数艾灸不只是一个穴，多时七八个穴，为了节省艾灸时间人们会问"几个穴位是否可以同时艾灸"。

这个问题要区分来看，如穴位在同一区域如背部、腰部、头部、腹部，可以同时艾灸。如穴位不在同一区域，艾灸是有先后次序的，不仅艾灸穴位次序影响疗效，而且如艾灸不当，也常会因艾灸出现上火、胸闷、头晕、恶心呕吐等症状。《备急千金要方》说："凡灸当先阳后阴，言：从头向左而渐下，次后从头向右而渐下。"艾灸的顺序一般是：①先灸背腰部，后灸胸腹部。②先灸头部，后灸四肢。③先灸患者的上部肢体，后灸下部肢体。④先灸患者的左侧肢体，后灸患者的右侧肢体。

在本书前面讨论艾灸治疗肿瘤及其并发症时，也是按这个顺序论述的。

督脉灸、任脉灸是在同一经络艾灸，往往是不分穴位上下。

凡事都有特殊，不可胶柱守株。如一艾灸就上火，要先灸中脘，中脘斡旋中州，有助于气机升降；一艾灸就胸闷，要先把期门灸上，以疏利气机；假如虚不受补，一艾灸就上火，可先灸命门，补虚不上火。此时不必考虑选穴先后，可先灸这些穴位10分钟，再灸其他部位的穴位，不仅不上火，而且疗效可明显提高。

八、长期艾灸有副作用吗？

人们喜欢艾灸、关注艾灸，自然关注艾烟是否有害和长期艾灸的副作用。艾灸副作用有以下几个方面。

1. 皮肤受损

表现为发红、红斑、水泡、灸疮等，这是艾灸非常常见的副作用，该副作用多为体内湿气太重或局部穴位不通引起的。

2. 上火症状

表现为咽喉部不适或口舌生疮。

3. 造成阴阳失衡

中医学认为，"阴平阳秘，精神乃治"，阴阳平衡则身体康健。"灸法虽补阳但能伤阴"，艾灸为火热之品，会损伤阴血，轻者表现为口干、咽痛、失眠。慢性病患者尤其肿瘤患者需要持续每日艾灸，会造成阴阳失衡。我们建议长期艾灸患者选用任脉中脘、关元等穴，是因为"任脉承任阴血，用之阳火，可免燥补之弊"，或灸足阳明经合穴足三里调理脾胃化生气血。艾灸足三里是根据孙思邈所说"五脏不足调于胃""脉无胃气，虽灸千壮，亦无用矣"。

即便如此，长期艾灸患者每一两个月须找相关针灸医生根据脉证调整穴位和治疗方案。艾灸是非常专业的事情，要向专业的人咨询。

九、穴位局部有手术瘢痕还可以灸吗？

回答是肯定的，穴位的局部有手术瘢痕仍可以艾灸。

术后瘢痕是术后局部气滞血瘀、痰湿内阻的表现，艾灸具有很强的活血化瘀、疏通经络作用，促进炎症、粘连、渗出物、血肿等病理产物消散吸收。

相对而言，术后瘢痕区瘀滞较重，艾灸时容易出水泡，且经络传导效果较差，如能避开瘢痕穴位尽量避开，假如此穴位非常重要，可以在穴位瘢痕处涂抹药物，做隔物灸。

药物选用赵炳南教授介绍的黑布药膏（可消瘢痕疙瘩）：老黑醋、五倍子、金头蜈蚣、蜂蜜、梅花冰片。制法：用砂锅将醋熬开30分钟，加入蜂蜜再熬制沸腾，将五倍子面慢慢掺入，边撒边搅拌（朝一个方向搅拌），然后改为文火熬成膏状离火，再兑入蜈蚣粉和冰片搅匀即成，放入瓷瓶或玻璃瓶中备用。将药膏涂在创面上，艾灸半小时以上，之后将药膏固定。每日1次。

特别强调的是，术后7天如术口还未愈合，可以艾灸术口区域，促伤口愈合，但时间不宜太长，10分钟即可。如术口愈合，往往局部很紧，有时术口局部有硬结，这时艾灸时间必须在30分钟以上，方可散结消肿。

有一位颈部位近深筋膜的脂肪瘤患者，术后7天可见术区坚硬，如同术前，因术口未完全愈合，艾灸术口区域10分钟，连续两日效果不显。后加大艾灸力度，艾灸90分钟，当日术区硬度减小且范围缩小，连灸数日，硬结继续缩小。

十、为何艾灸部位无红晕？

艾灸时或多或少都有些红晕，假如无红晕也不能说明无疗效，可能与被灸人经络通畅、艾灸人灸法娴熟且灸量较小有关。

会艾灸的人开始会在穴位及周围回旋灸，让穴位及周围均匀受热，皮肤腠理打开，热容易渗透深入，灸感较强，而不是在一个穴位或一个部位熏烤。仪器施灸与人工施灸不同的地方，是仪器施灸就是在烤，靠艾火本身的功效发挥作用，穴位作用不强。科学的人工施灸兼有穴位、红外线、艾草三者综合作用。这正是我不主张肿瘤患者用灸器的原因。

第八节 艾灸与肿瘤的相关问题

一、艾灸为什么能缓解癌痛？

从字形上来看，疼是病于冬天，冬天寒凉；痛是病于甬道，路不通。这说明了疼痛与寒凉与不通有关。

艾灸是辛温的，辛能通散，温能散寒，所以能治疗疼痛，艾灸可以治疗普通疼痛，也能迅速缓解癌痛，是癌痛主要治疗方法之一。比如胰腺癌的疼痛，大概是胰俞的位置有个痛点，用立笑灸直接灸，直接灸到不疼为止，对顽固性胰腺癌的疼痛是很有效果的，对很多疼痛也有很好效果。

治疗癌痛要看诱因，如化疗药外渗疼痛不适宜艾灸，中药外敷有其优势；放疗会阴痛不太适宜艾灸，针刺治疗效果很好等。

二、对于癌痛艾灸的部位是痛点还是穴位？

这是许多人关注的，一般而言，艾灸可以直接艾灸疼痛点，如效果不佳，要根据辨证增加穴位。

癌痛病因主要是不通，癌痛局部有虚实两端，实则表现为局部有结节，艾灸局部即可，灸量宜大，灸通则痛消；虚则表现为疼痛点无结节，此时艾灸局部疼痛缓解不明显，可以循经艾灸，也可以在癌痛周围找结节艾灸，疼痛也多能迅速缓解。有些癌痛为阴血不足，不能濡养筋脉出现疼痛，表现为局部一条线疼痛或者换个姿势疼痛或疼痛加重，艾灸阳陵泉下3寸也多能取效。

有些疼痛多伴大便不通，大便通畅后癌痛自减，此时可艾灸八髎、府舍、腹结、大横等穴。

三、艾灸如何治癌症骨转移疼痛？

骨转移疼痛患者可采用双膦酸盐、地舒单抗、解热镇痛药治疗，部分骨转移疼痛患者阿片类药物效果不好，如出现爆发痛，可采取针灸方法，先在骨转移疼痛点刺络拔罐，之后迅速在拔罐点艾灸，能迅速并能较长时间缓解骨转移疼痛，同时协助减少止痛药物用量。

如无刺络拔罐设备，可选用立笑艾采取泻法艾灸，取解热镇痛药之意。

四、乳腺癌上肢肿胀能艾灸吗？

乳腺癌患侧上肢淋巴水肿是常见并发症，也是严重影响患者生活质量的并发症。常见病因为：腋窝淋巴结清扫手术切除了腋窝淋巴结，同时也切断淋巴管，阻断淋巴液的回流通路，造成上肢淋巴液回流障碍。同时大量含蛋白质的淋巴液滞留在组织间隙，引起相关部位组织肿胀，日久还可引起皮肤及皮下组织增厚、水肿及纤维组织增生。手术后腋窝积液、感染、瘢痕挛缩，也阻碍了上肢淋巴回流和静脉回流。乳腺癌腋窝部位放疗会造成放射野内的静脉闭塞，淋巴管破坏，加重局部肌肉纤维化并压迫静脉和淋巴管，进一步影响上肢淋巴回流。

急性淋巴水肿表现为患侧上肢增粗，慢性淋巴水肿上臂呈象皮样肿胀。淋巴水肿可引起患侧上肢疼痛、肢体变形、功能障碍，并可继发感染，而感染又进一步造成淋巴管腔硬化与闭塞加重水肿。国际淋巴学会将其分为三期：

Ⅰ期：上肢呈凹陷性水肿，肢体抬高则水肿消失。

Ⅱ期：水肿为非可凹性，上肢组织有中度纤维化，肢体抬高水肿不消失。

Ⅲ期：象皮肿，上肢呈软骨样硬度，皮肤外生性乳头状瘤。

即使术后轻度上肢淋巴水肿也很难自行恢复正常，多因提重物或患肢劳累等加重。如腋下仍有淋巴结转移灶者，恢复起来更难，哪怕治疗后轻微缓解，又会因生活不慎反弹。一旦到Ⅲ期很难有效。

虽然西医进行微血管淋巴管吻合术效果不理想，而且会出现患肢凹凸异常。酌情使用弹力绷带压迫上肢减轻肿胀，或者使用压力泵代替手法按摩以促进回流。空气压力泵适用于淋巴水肿早期，出现明显皮下纤维化者效果欠佳。客观而言，这些治疗手段疗效极为有限。

对于轻症患者，平时抬高患肢并做局部按摩，自远端向近端推压，每次自上而下反复推压 10 ~ 15 分钟，每日数次，可促进淋巴液回流；晚间休息时可将肘部垫高，使上臂高于胸壁水平。部分轻症患者抬高上肢休息一夜，上肢水肿能缓解许多。

相对于西医学，针对 I 期、II 期患者，患肢皮下结节刺络拔罐及极泉穴下刺络后艾灸针眼处 5 ~ 10 分钟，效果非常显著。

如无条件刺络拔罐，也可在患肢皮下结节处温和艾灸（可选离照艾温阳利水），对于轻症患者也有一定疗效。

一旦患者上肢水肿为指凹性水肿，对疼热不敏感，不建议艾灸，艾灸后容易出水泡，且局部循环不好，很容易感染且不容易愈合。

此外极少数患者刺络拔罐后针眼处持续渗出组织液，可用艾条熏治针眼处 5 ~ 10 分钟，可有效治疗渗液，缘由渗液中含有大量蛋白，蛋白受热凝固阻塞针眼。

预防乳腺癌腋下淋巴结清扫术后出现淋巴水肿要注意两点，一是术后立即抬高上肢，将患肢手腕悬吊在输液架上 7 天，促进淋巴回流，可有效防止术后上肢水肿；二是术后尽量避免患肢进行过重的体力劳动、外伤、静脉穿刺，并防止蚊虫叮咬继发的感染等。

五、淋巴瘤艾灸哪些穴位？

淋巴瘤可以出现在全身不同部位，部位不同选穴不同。

艾灸时要根据瘤体部位、分期、艾灸目的选定穴位。

淋巴瘤患者基本病机是虚、郁、痰、逆、火，治疗要滋阴降逆、化痰散结、清热解郁等，可艾灸大椎、关元、中脘、丰隆、照海、太冲等穴，对淋巴瘤有一定效果，同时根据肿瘤部位加用不同穴位。

如单纯改善免疫，可选中脘、关元穴或者大椎、膏肓、身柱等穴艾灸。

六、骨肉瘤的孩子适合灸哪些穴位？骨肉瘤肺转移的孩子适合灸哪些穴位？

骨肉瘤患者多为脾肾不足且又贪凉喜肉食的人群；上肢骨肉瘤患者脾气比较急、爱生气。

艾灸治疗骨肉瘤有积极的意义，一是可以补脾肾，二是可以温胃散寒祛湿。可选用中脘、关元健脾补肾、散寒除湿；如有上肢骨肉瘤可加期门穴。

骨肉瘤肺转移的患者通常脾虚更重，同时见风寒袭表（后背紧、颈肩酸痛等），要加风门、身柱穴补肺散寒解表。

骨肉瘤患者化疗剂量大、药物多，极易出现骨髓抑制，在化疗同时可用升白艾艾灸中脘、气海、关元，每日1次、每次每穴30分钟以上，可有效防治化疗引起的骨髓抑制。

七、宫颈癌术后康复期如何艾灸？

宫颈癌患者存在火、郁、湿、虚等因素，虚为血虚，患病前多经期延长、量大，或者量少且稀，睡眠不好或经常熬夜。

宫颈癌康复期艾灸可选壮元艾艾灸关元穴、中极穴、曲骨穴、血海穴，治法为补肾养肝、活血利湿等。艾灸时间不宜太长，每个穴位15分钟为宜。

宫颈癌术后多骶尾椎处凉且怕风，开始艾灸时可先在八髎、长强穴等处艾灸，采取温和灸，也有助于宫颈癌康复。

采用艾灸气海穴、关元穴、中极穴、三阴交穴，治疗宫颈癌术后尿潴留效果满意。

八、胰腺癌肝转移患者化疗后是否可以艾灸提高免疫力？

不仅仅是胰腺癌，其他肿瘤都可以通过艾灸提高免疫力。

改善肿瘤患者基础免疫是艾灸的强项，在前面部分章节，我反复强调艾灸改善基础免疫穴位，可资参考。

　　但要注意：胰腺的位置和中脘、巨阙的位置比较接近。艾灸中脘时可能会两胁不适，可在巨阙穴及附近用刃针松解局部结节，也可在两侧期门平行针刺，均可有效缓解艾灸造成的不适。

九、艾灸能否用于治疗肿瘤破溃、渗液？

　　鉴于目前医疗技术、医疗环境，不建议在肿瘤破溃部位艾灸，建议患者根据病情选择手术、放疗或者化疗。

　　即使先贤有隔物灸治疗肿疡破溃经验，也不建议使用。

　　肿物破溃多因患者湿气太重，忌甜食很关键，甜食包括水果、蜂蜜、蛋糕、糖、红薯、酸奶、枣、面包等甜味食品。

　　但是古人治疗肿疡的溻渍疗法我们团队曾多次应用，有一定疗效。

　　《外科心法要诀》记载根据患处不同表现辨证使用溻渍，如初肿与将溃者，俱用葱归肿汤烫洗。独活（三钱）、白芷（三钱）、葱头（七个）、当归（三钱）、甘草（三钱），上五味，以水三大碗，煎至汤醇，滤去渣。以绢帛蘸汤热洗，如温再易之。避风寒。

　　如阴证不起者，俱用艾茸汤敷法。硫黄（五钱）、雄黄（五钱）、艾茸（一斤），水煎半日，水将干，取艾出，捣烂，温敷患处。

　　溃后，俱用猪蹄汤烫洗。黄芩、甘草、当归、赤芍、白芷、蜂房、羌活（各等分），用软绢蘸汤淋洗疮上，以净为度；再以软帛叠七八重，蘸汤勿令大干，覆于疮上，两手轻按片时，帛温再换。

十、肿瘤患者有没有专门的艾条呢？

　　对古代灸法治疗肿瘤类疾病的灸量分析表明，古人灸治肿瘤艾炷宜大，壮数宜多，疗程宜长，且应根据患者的年龄、性别、体质状态、病变部位、病情等因素辨证施灸，灵活运用。古人缺乏功能检查，多是以主观症状改善评价疗效，无法客观判断中医治疗肿瘤及其并发症疗效。即便如此，先贤改善肿瘤并发症的疗效不甚理想。

进入二十一世纪，我国肿瘤患者明显增多，我作为针灸治疗肿瘤的先行者，系统研究总结针灸治疗肿瘤及其并发症经验，根据肿瘤及其并发症核心病机，研制了不同功能药艾条"佑生艾"，如离照艾具有温阳利水的作用，主要用于治疗恶性肿瘤导致的腹盆腔积液、心包积液、胸腔积液和脑积水等；升白艾具有补气养血的作用，主要用于化疗后骨髓抑制、白细胞减少、红细胞减少等；壮元艾具有健脾益肾的作用，主要用于治疗放化疗后免疫功能下降、乏力、腹盆腔肿瘤等；麻麻艾具有温阳通络的作用，主要用于治疗化疗后手足麻木；立笑艾具有温通止痛的作用，用于治疗肿瘤导致的各种疼痛，这些被患者亲切称为"五神艾"。升白艾、离照艾已经被广大患者应用，产生很大社会效益。

华佑众生的"黄金艾条"有企业标准，保证艾条质量，保证了疗效。

肿瘤功能艾条既有神艾作用，又有针对肿瘤病机药物作用，故而疗效显著。

十一、哪些部位肿瘤不宜艾灸？

艾灸适合大多数肿瘤患者，治疗一些肿瘤及其并发症有许多神奇疗效，但是有一些特殊情况不建议艾灸。

1. 部分癌症患者出现呕血、咳血、便血时，不建议艾灸。

2. 如皮肤局部有癌灶或者伴有破溃，病变部位不适合直接艾灸，虽见过患者自行艾灸病变部位，鉴于目前医疗技术和医疗环境，医生不应支持患者在病灶处艾灸，哪怕古人有文献支持，也不建议做直接灸。

3. 面颊部、口腔、鼻咽及甲状腺部位肿瘤有实热之象或者放疗后，不建议单独艾灸，即使艾灸也要配合针刺或灸前针刺。缘由这些部位会有火热之象，如有选穴不慎会加重上火症状。

十二、艾灸是否会促进肿瘤转移？

正确的艾灸是绝不会促进肿瘤转移的。

首先我们应该认清肿瘤为什么会转移？转移主要有三个方面的因素：一是局部瘀堵；二是血液和淋巴液流动缓慢，在血管和淋巴管不太通畅的情况下，癌细胞容易堆积，形成转移灶；三是不良的精神刺激：比如怒则气上，容易脑转移；恐则气下，长期紧张人容易患肾癌、肠癌。

艾灸既能回阳救逆，改善肿瘤患者基础免疫，同时还能温通，活血化瘀、通经活络，促进局部血液循环；而且艾灸局部温度较高，对癌细胞也可造成损伤致其凋亡，因此理论上正确的艾灸不会导致肿瘤转移。前面我已经介绍合理艾灸的经验。

肿瘤患者的艾灸绝非艾灸馆所能从事的，必须在针灸肿瘤医生的指导下进行。

十三、艾灸是否会促进肿瘤进展？

劣质艾条或者艾灸不到位均有可能刺激肿瘤发展。

如劣质艾条及生艾，很难起到治疗作用，必须用优质艾条才会有效。

艾灸穴位局部温度要达到近 60℃，只有优质艾条才有渗透作用，且皮肤不灼热难耐。

灸量足够才可能有效，艾灸灸量是取效一个关键因素。

肿瘤辨证要准确，并不是所有肿瘤都能艾灸，如面颊、眼、咽喉部位肿瘤以及破溃肿瘤不宜直接艾灸（须做相关处理或辨证后才能决定是否艾灸），即使艾灸选穴也必须精准。

辨证选穴准确，每个穴位功能各异，哪怕同一经络相近两个穴功能也不同，精准治疗辨证选穴是非常关键的，绝非年资较浅针灸师所能领会的。

有些腹部肿瘤尤其是腹膜后肿瘤或淋巴结转移灶，艾灸可以让肿物缩小甚或消失。

十四、艾灸是否可预防肿瘤术后复发？

肿瘤手术时切断术区血管淋巴管、筋膜系膜等组织，会造成组织液渗出、血运不畅等，有可能导致肿瘤术后复发。肿瘤术后局部正气不足，造成瘀血、气滞、痰湿，继而癌毒活跃，导致复发。

艾灸可有效预防肿瘤复发，缘由有三：

1. 艾灸可大补元气，元气充足、三焦通利，邪无潜逼之所。

2. 艾灸可"透诸经而治百种病邪，起沉疴之人为康泰"，艾灸局部其作用之一是温补局部气血，二能温通局部经络，促进血液循环，减少渗出继而抑制痰湿生成；

3. 艾灸的高温可杀死局部癌细胞，另外艾灸还有辛通的作用，辛能发散、调气、活血。因此艾灸可理气散瘀，防止肿瘤复发。

如若肿瘤术后局部瘀滞甚，可以在肿瘤术口周围局部刺络拔罐或刃针对结节松解，祛瘀化痰散结，继而局部艾灸效果更好。

艾灸穴位或部位的选择：一是艾灸元气汇集处即丹田附近穴位，如神阙、气海、关元；二是肿瘤术口局部，两者缺一不可。必要时术口局部刺络拔罐或用活血化瘀、散结抗癌中药外敷，以防肿瘤术后复发效果更好。

十五、能否直接对着肿瘤病灶灸？

在回答这个问题之前，先看看古人是如何说、如何做的。

《千金翼方》治瘰疬法，记载"小腹坚大如盘盂，胸腹中胀满，饮食不消，妇人癥聚瘦瘠，灸三焦俞百壮，三报之。灸内踝后宛宛中，随年壮，灸气海百壮。久冷及妇人癥癖，肠鸣泄利，绕脐绞痛，灸天枢百壮，三报之"。

薛己云："至阴之下，药力在所难到，专假药力，则缓不及事，不若灸之为良。""凡灸法，若疮未溃则拔引郁毒，已溃则补接阳气，祛散寒邪，疮口自合，其功甚大。""隔香附饼灸法用香附为末，酒和，量疮大小做饼覆患处，以热熨斗熨之，未成者内消，已成者自溃。若风寒湿毒，宜用姜汁作饼。""香附味辛，微苦，理气活血，酒调后又以艾灸熏之，可使气血通达。此法可治瘰疬流注肿块，或风寒袭于经络，结肿作痛，属气血壅滞之症。""隔木香饼灸。木香五钱，生地黄一两。木香为末，生地黄杵膏和匀，量患处大小作饼，置患处，以热熨斗熨之，或置艾火施灸，肿痛悉退。此法可治一切气滞结肿，或痛或闪朒，及风寒所伤作痛，并效。"并附案例："一妇人久郁，右乳内结三核，年余不消，朝寒暮热，饮食不甘。此乳岩也，乃七情所伤肝经，血气枯槁之症，宜补气血、解郁结药治之，遂以益气养荣汤百余剂，血气渐复；更以木香饼灸之，喜其谨疾，年余而消。"

《串雅外编》云："隔鸡子灸治痈疽红肿无头，隔碗灸治乳痈。""凡毒初起红肿无头。鸡子煮熟，对劈去黄，用半个合毒上，以艾灸三壮即散。若红肿根盘大，以鸭蛋如法灸亦可。""附子灸痈疽久漏，疮口冷，脓水不绝，内无恶肉。以大附子水浸透，切大片，浓三分，安疮口，艾隔灸，数日一灸，至五六七次，服内托药，自然长满。为末作饵用亦甚可。"

《本草品汇精要》云："发背及痈疽恶疮肿核等，若初觉皮肉间有异，知是必作疮者，切大蒜如铜钱厚片安肿处，灸之不计壮数，其人被苦，初觉痛者，以痛定为准，初不觉痛者，灸至极痛而止，若是疣赘之类亦如此灸之，便成痂自脱，其效如神。"

古人对肿瘤性疾患多强调应用艾灸，且灸量很大。对于皮肤肿瘤破溃和皮下肿瘤多采用隔物灸。正因为隔药灸放置了辨证药物，使艾灸治疗疾病的范围扩大、力量更强。

囿于当今医疗环境与医疗技术，断然不会有正规医院支持肿物破溃或皮下肿瘤隔物灸。临床曾见过几位乳腺癌破溃患者，自己艾灸肿瘤破溃处，肿物结痂脱落，但未见完全治愈，也未见促转移迹象，其疗效不很理想，可能与其仅用清艾条艾灸而未用隔物灸有关。

我们对皮下肿瘤、腹盆腔肿瘤对采取隔物灸，效果满意。

但尚未对乳腺恶性肿瘤、浅表淋巴瘤、甲状腺肿瘤等采取隔物灸，疗效不知。

治疗肿瘤性疾患，无论良恶，灸量宜大，量小无效。

十六、哪些肿瘤引起的脑积水可以艾灸？

无论原发性脑瘤还是转移性脑瘤，其引起的脑积水都可以艾灸百会穴，治疗脑积水我们采取药灸百会穴、松颅底椎、于督脉膀胱经拔罐来治疗，药灸百会穴是必用手段。

当颈肩不适时，药灸百会穴会引起头痛、牙痛、脑鸣等症状，要事先松颅荐椎、督脉膀胱经拔罐治疗后再药灸百会穴，往往脑积水会迅速消失。

药灸百会时要用离照艾，隔物用离照散，事先将百会穴毛发去掉，用蜂蜜和离照散，涂在百会穴（蜂蜜本是透皮剂，也可将药粉粘在百会穴），离照艾艾灸，每日 1 次，每次半小时。注意要保护好百会穴局部皮肤，此处皮肤较薄，容易烫伤露出颅骨。

十七、肿瘤患者家属如何用艾灸预防癌症？

目前证明有明显遗传倾向的肿瘤有乳腺癌、肝癌、大肠癌、卵巢癌、肺癌等，但是必须同时清晰认识到，就是同胞兄弟姐妹也不一定都得肿瘤，都得同一种肿瘤。

与遗传相关的癌基因组不稳定是其发病主要因素，但即使同胞兄弟姐妹在成年人后饮食、性格、生活习惯有所不同，患癌概率不同，这与表观遗传学密切相关，从这点来看，改变一些习惯，肿瘤患者家庭成员防癌是可能的。

表观遗传学不涉及 DNA 序列的改变，仅是基因修饰的改变，具有可遗传性、可逆性等特性，遗传会受到后天环境、营养等因素的影响。肾为先天之本，脾为后天之本，肾中精气的盛衰影响子代的先天禀赋与生长发育，与遗传密切相关；而脾之精气来源于水谷精微，其功能易受环境、饮食影响，先天之本的肾与后天之本的脾与表观遗传学息息相关。

目前无论中药还是针灸，都可以改变表观遗传学指标，与脾肾最重要穴位为中脘、关元。艾灸中脘、关元可以迅速补充元气，元气充养则营卫调和、脏腑润畅，不易患病，也就可以远离肿瘤。

所以，建议肿瘤患者家族成员少食高脂、高蛋白、高糖饮食；调畅情志；起卧有常；适当运动；艾灸补养就可以有效预防肿瘤。

如家族呼吸系统较差，可以增加艾灸肺俞穴；妇科疾患可增加艾灸中极穴；肝胆系统疾患可增加艾灸肝俞、胆俞、脾俞、胃俞穴等。

十八、肿瘤患者猝死多数与未艾灸有关

肿瘤患者猝死最常见原因是心脏骤停（心梗、心律失常、心包填塞）、脑疝、急性肺栓塞、大出血等，在肿瘤科能见到有些患者猝死在厕所，有些患者在病床突然昏迷，有些患者突然咯血等。

除病灶生长在支气管壁，患者剧烈咳嗽引起大咯血外，其余都与元气不足密切相关。元气不足、或因某一动作、或因劳累，致使心、肺、脑突然血供不足，致使猝死。艾灸无疑是恢复元气最迅速、最重要手段之一。《扁鹊心书》说"夫人之真元，乃一身之主宰，真气壮则人强，真气虚则人病，真气脱则人死。灸补元气，取穴重在脐下，真气始动之地，任脉承任阴血，用之阳火，可免燥补之弊"。平素如能艾补元气，元气充沛，断然不易猝然离世。

前面介绍了艾灸治疗脑积水、心包积液、休克等方法，如若出现这些疾患应尽早艾灸。

患者猝然离世前往往有先兆，或过度虚弱，或头晕心悸，或喘憋甚，这时应给患者艾灸气海、关元，如非灯枯油尽之人，往往会拖延数日，更有甚者延寿数年之久。

如若肿瘤患者平时注重艾灸，一般不会出现猝死，更能延寿。

《扁鹊心书》曾说："若灸迟，真气已脱，虽灸亦无用矣；若能早灸，自然阳气不绝，性命坚牢。又世俗用灸，不过三五十壮，殊不知去小疾则愈，驻命根则难。"可见艾灸宜早治、宜量大。

十九、肿瘤患者选择艾灸设备要慎重

非肿瘤患者可以用艾灸盒，但肿瘤患者我们不推荐用。缘由有二：

1. 艾灸是通过穴位治疗肿瘤，艾灸盒容易移动，对穴位定位不是很准确。

2. 治疗肿瘤艾灸的局部温度有要求，且持续时间也有要求，艾灸盒温度较低，即使温度较高，持续时间多数不足 5 分钟，达不到治疗肿瘤效果。

我们主张用明火艾灸，而不是用一些仪器。单纯仪器的话，多是红外线的

温热的作用，不具备艾的穿透作用，对穴位刺激不是很强，所以肿瘤患者我们不主张用所谓的艾灸仪器。

用悬灸不仅能保证温度、穴位准确，还可以治神，提高疗效。

用艾治癌，不能图省事，否则贻误治疗时机。

二十、艾灸可以治疗胸腹水引流管处渗液

胸腹水是肿瘤科常见并发症，胸腹水引流置管是最常用手段，由于胸腹水压力大，常能见到置管处渗液，渗液经常弄脏被褥和衣服。有时医护人员会放置纱布加压来抑制渗液，效果不佳。虽然这个问题不大，但是个疑难问题。

艾灸可以迅速处理这个疑难问题，因为胸腹水内含有大量蛋白，蛋白质有受热凝固的特性，可用艾条将置管针眼处艾灸 1 ~ 2 分钟。如仍有置管，可用纱布保护置管，在针眼处艾灸 1 分钟，也可将艾灰放在针眼渗液处，谨防烧断埋置塑料管。

尤其胸水，拔掉引流管后容易在引流管处出现种植转移，艾灸引流管处可以有效抑制种植转移。

二十一、肿瘤患者睡眠不好艾灸哪些穴位？

失眠是一个非常顽固且疑难的疾病，要取得明显疗效首先辨证要准确、选药精当。肿瘤患者心理压力大、焦虑，且身体虚，我常用张锡纯的安魂汤，有较好疗效，此外黄连阿胶汤、酸枣仁汤、桂枝汤等也常应用。

如选艾灸穴位，首选涌泉穴，涌泉穴可引血下行，头部缺血时容易昏昏欲睡。其次神门穴，神门穴是心经募穴，是治疗失眠常用穴。

二十二、肿瘤患者化疗后下肢关节痛要艾灸

肿瘤患者下肢关节疼痛也常见到，多见于化疗时或化疗后，紫杉类药物最常见，这与紫杉类药物性质偏寒外，还有患者脾胃弱、湿气重浊、湿气下注

有关。

下肢关节疼痛人们常规艾灸关节疼痛处，有效，而且迅速缓解，但是不持久，为何？艾灸虽然缓解了局部寒湿，但是湿气产生的根源即脾胃虚弱未得到解决，湿浊还会下注关节，一旦着凉还会疼痛，建议在艾灸局部疼痛点时，艾灸中脘健脾祛湿，疗效方能持久彻底。

二十三、肿瘤患者应该选用麦粒灸还是艾卷灸？

麦粒灸、艾卷灸肿瘤患者都可选用。

艾卷灸灸量容易控制、操作方便、便于做隔物灸（适应证更广），更适合反复长期艾灸患者，缺点是烟偏大。

麦粒灸属于艾炷灸，灸量体现在"壮"，《灵枢·经水》中记载"其治以针艾"。将优质艾绒搓成锥形体的艾炷（自孙思邈开始掺入其他药物，但掺药艾灸药粉容易散落烫伤，目前非艾卷掺药灸者甚少），上尖底平，不松不紧为圆锥形，放置在皮肤，施灸一炷就为一壮，这种艾灸疗法至今沿用。艾炷也有大小之分，小炷如麦粒大，其艾灸被称为麦粒灸。

麦粒灸特点是所需艾绒少，烟雾小（可在无排烟设备病房使用），灼热、灼痛感明显，穿透性（有针刺般的深层灸感和循经传导）强。对风寒湿痹、寒痰喘咳以及脏腑虚寒、元阳虚损引起的各种病症疗效较好，应用较广。有些患者容易留下灸痕或灸疮。

单纯补虚培元，两者均可选用。但是治疗一些肿瘤及疑难并发症，因艾卷灸可以掺药、便于隔物灸显示出较大优势，所以肿瘤患者应用艾卷灸较多。

二十四、肿瘤患者发热艾灸什么穴位呢？

发热是肿瘤患者常见症状，有感染发热、中枢性发热以及癌性发热等。感染发热是肿瘤患者死亡主要原因之一。

无论感染发热、中枢性发热以及癌性发热，都可以艾灸百会穴、大椎穴，先灸百会，再灸大椎，每个穴位半个小时。百会穴则为各经脉气会聚之处。穴性属阳，又于阳中寓阴，故能通达阴阳脉络，连贯周身经穴；大椎穴是手足三阳经与督脉的交会穴，内通于督脉，外走于三阳，是退热经验穴，具有解表散结、缓解头痛的作用。根据以热引热的原理，艾灸百会、大椎能起到退热的作用。

《素问·骨空论》曾言"灸寒热之法，先灸项大椎"，艾灸大椎穴是不二选择。

尤其癌性发热，除解热镇痛药萘普生外，几乎无有良药，艾灸退其热居奇功，不可不知。

对感染性发热，在应用抗生素同时，如能结合不同感染部位加用不同穴位艾灸，往往事半功倍，肺部感染加用肺俞、膀胱感染加用膀胱俞，艾灸穴位处如能渗出油性汗珠，往往第二天感染迅速好转。

二十五、肿瘤相关贫血如何艾灸？

升白艾艾灸膏肓、膈俞、脾俞、肾俞、命门。由上到下依次艾灸，每个穴位艾灸半小时，每天 1 次，以皮肤耐受为度。

贫血是肿瘤患者临床常见症状，肿瘤消耗是其主要原因之一。艾灸可以升高血红蛋白，大约每周可升高 2～4g/L。我们应用金匮统元方升高红细胞，效果也很满意。

我们查遍所有艾灸文献，没有升高红细胞的穴位与方法。骨髓是造血组织，根据结构不同可以分为红骨髓和黄骨髓。黄骨髓主要由脂肪组织构成，仅有少量的幼稚细胞团，造血功能微弱。红骨髓是主要的造血器官，主要由血窦和造血组织构成，人体在贫血或失血时黄骨髓能转化为红骨髓来造血，因此是否可以采用某种方法，把黄骨髓中脂类的东西去掉，促进向红骨髓转化？我们发现可以选用膏肓穴艾灸，膏为油类物质，可以补虚，可以促进转化。血色素减少与阴虚、气虚和湿气有较大的关系，可加用脾俞、肾俞温补脾肾，命门培元固本，"血会"膈俞养血生血。

二十六、肿瘤患者是否可以大灸？

肿瘤患者可以大灸！

大灸法是隔物灸法一种，源自唐山市丰润区高怀先生家传秘法，因本法能治大病，屡起沉疴，故名大灸法。本法由先贤岳美中先生在 1961 年第 1 期《中医杂志》记录本法，使本法公之于世。

施灸分为背部灸法和腹部灸法两个步骤：

背部灸法：患者俯卧于床上，先用草板纸条（宽约 3cm，长约 67cm）顺脊柱由大椎穴起往下铺至长强穴止，这条带上不灸。取咸红萝卜（或咸绿萝卜）2000 ～ 2500 克，切成同身寸见方、厚约 0.3cm 的小片。取紫皮大蒜 500 ～ 750 克，捣成蒜泥。每片咸萝卜片上放置栗子大蒜泥一团，并于中间用手按一凹陷处，深度以暴露出萝卜片表面为度。将艾绒全部做成直径 1cm（如食指头）大的艾球备用。

将做好的咸萝卜片先在大杼穴两侧处各放 1 片，再沿草板纸条两旁由大杼穴往下顺着排列到秩边穴。其间所排之片多少无定数，以排满为止。在第一排的外侧，沿着排第二行，起点在大杼、风门二穴之间（即在第一排第一、二块咸萝卜之间的外侧），往下排，排至秩边穴上部（比第一排少一块）。铺排完，用镊子夹住做好的艾球，在火上点燃放置于咸萝卜蒜泥凹中，逐个放好，排齐。每个艾火将熄时，马上接另一个，不使艾火中断。患者感到灼痛时，可用镊子抬起咸萝卜片，或将艾火减弱，避免烧伤或大灸疮的发生。灸至皮肤稍现深红色时即停止灸治。一般每个灸点 3 ～ 5 壮。

背部灸后需休息片刻，再灸腹部。

腹部灸法：先在膻中穴部位上放一片咸萝卜片，以此为中心，在此点上下左右周围放上 8 块，即形成 3cm×3cm 的大方形。在鸠尾穴、神阙穴各放上一片不着蒜泥的咸萝卜片，该片的厚薄、宽度仍如前，上下长度则稍短，此两点不灸。此两点之间排列咸萝卜蒜泥片 6 片。在神阙穴以下至曲骨穴之间，排列 5 片咸萝卜蒜泥片。若是妇女，则石门穴不灸，放一块不着蒜泥的咸萝卜片。腹部沿正中一行的两侧各排一行，每行放置 7 片。沿第二行两侧（低半片，与上脘穴平），各再排一行，每行 6 片。施灸部位铺排完毕后，开始放艾球施灸，操作方法与背部同，施灸完毕后，必须用三棱针于十宣穴点刺出血。并用毫针针刺双侧三阴交穴，深 1 寸，用泻法，不留针，以泻火气。否则会影响疗效，并产生副作用。

本灸法适用于久病体弱、虚寒痼疾、慢性胃肠虚弱、中阳不振、元气不充及一切虚寒衰弱、久病卧床不起者。急证、新证、热证、实证禁用。在施灸的程度上，各灸点要求接近一致，应注意防止出现灸疮。如有的部位未见红晕，则影响疗效。

在 2006 年我曾用其治疗极其晚期直肠癌、卵巢癌患者，有一定疗效。因其操作繁琐，后不用，多采用药艾灸、隔药灸治疗肿瘤及其并发症，效也佳。

在此特别提醒，某些中医院介绍的"火龙灸"不适用于肿瘤患者，"火龙灸"既没有艾的成分，也没有灸刺穴位的作用，只是有简单的温热作用。

第四章

常用艾灸穴位简介

第一节　督脉

一、长强

归属经脉：督脉。长强是督脉的络穴，少阴所结；足少阴肾经、足少阳胆经之会。

穴名释义：长为短之对，强为弱之对，脊柱长而强韧，此穴在其下，故名。

定位：在尾骨下，当尾骨端与肛门连线的中点处。

解剖：在肛尾韧带中；有肛门动、静脉分支，棘突间静脉丛之延续部；布有尾神经后支及肛门神经。

主治：①腹泻、痢疾、便血、便秘、痔疮、脱肛等肠腑病症。②癫狂痫。③腰脊和骶尾部疼痛。

二、命门

归属经脉：督脉。

穴名释义：本穴位于两肾俞之间，为肾气出入通达与维系生命之处，是人体元气之根本，生命之门户，故名命门。

定位：在腰部，当后正中线上，第2腰椎棘突下凹陷中。

解剖：在腰背筋膜、棘上韧带及棘间韧带中；有腰动脉后支及棘间皮下静脉丛；布有腰神经后支的内侧支。

主治：①虚损腰痛，下肢痿痹，腰脊强痛。②小便频数，遗精，阳痿，早泄，精冷不育等男性肾阳不足病症。③月经不调，赤白带下，痛经，经闭，不孕等妇科病症。④小腹冷痛，遗尿，泄泻等。

三、身柱

归属经脉：督脉。

穴名释义：在第3胸椎棘突下，上接头项，下连背腰，犹如全身之支柱，故名身柱。

定位：在背部，当后正中线上，第3胸椎棘突下凹陷中。

解剖：在腰背筋膜、棘上韧带及棘间韧带中；有第3肋间动脉后支，棘间皮下静脉丛；布有第3胸神经后支的内侧支；深部为脊髓。

主治：①身热、头痛、气喘、咳嗽等外感病症。②癫狂痫、小儿惊风、惊厥等神志病症。③脊背强痛。

四、大椎

归属经脉：督脉。

穴名释义：又叫百劳穴、上杼穴。在第七颈椎棘突下，此椎骨的棘突在脊椎骨中隆起最高，故名大椎。

定位：在后正中线上，位于第7颈椎棘突下凹陷中。

解剖：在腰背筋膜、棘上韧带及棘间韧带中；有颈横动脉分支，棘间皮下静脉丛；布有第8颈神经后支的内侧支；深部为脊髓。

主治：①感冒、咳嗽、气喘、疟疾、热病、恶寒发热等病症。②骨蒸潮热。③角弓反张，小儿惊风，癫狂痫等神志病症。④项强，肩背痛，脊痛。④痤疮，风疹。

五、百会

归属经脉：督脉。

穴名释义：又名三阳五会，百即百脉，会即交会，此穴在颠顶部，是足三阳经、足厥阴经和督脉等众多经脉交会之处，故名百会。

定位：在头部，当前发际正中直上5寸或后发际正中直上7寸，两耳尖连线的中点处。

解剖：在帽状腱膜中；有左右颞浅动、静脉及左右枕动、静脉吻合网；布有枕大神经及额神经分支。

主治：①头痛、头风、眩晕、耳鸣等头面病症。②失眠、健忘、痴呆、中风、失语、昏厥、癔症、癫狂痫等神志病症。③脱肛、阴挺、遗尿、久泻、胃下垂、肾下垂等气失固摄而致的下陷性病症。

第二节　任脉

一、会阴

归属经脉：任脉。

穴名释义：相合聚结之处为会；阴，指阴部，在此指前后二阴；穴居两阴间，故名会阴。

定位：男性在阴囊根部与肛门连线的中点处；女性在大阴唇后联合与肛门连线的中点处。

解剖：在海绵体的中央，有会阴浅、深横肌；有会阴动、静脉分支；布有会阴神经的分支。

主治：①溺水窒息、昏迷、癫狂痫等急危症和神志病症。②小便不利、遗尿、遗精、阴痛、阴痒、脱肛、阴挺、痔疮等前后二阴疾患。③月经不调。

二、曲骨

归属经脉：任脉。

穴名释义：中医解剖上称耻骨联合为曲骨，此穴在耻骨联合上缘正中，故名曲骨。

定位：曲骨穴在下腹部，当前正中线上，耻骨联合上缘的中点处。

解剖：在腹白线上；有腹壁下动脉及闭孔动脉的分支；布有髂腹下神经分支。

主治：①小便不利、遗尿等泌尿系病症。②遗精、阳痿、阴囊湿痒等男科病症。③月经不调、痛经、赤白带、不孕等妇科经带病症。

三、中极

归属经脉：任脉。

穴名释义：中即中间，极即最，本穴位于人身上下左右之最中间，又当躯干尽头处，故名中极。

定位：在下腹部，前正中线上，当脐中下 4 寸。

解剖：在腹白线上，内部为乙状结肠；有腹壁浅动、静脉分支和腹壁下动、静脉分支；布有髂腹下神经的前皮支。

主治：①小便不利，癃闭，遗尿等泌尿系病症。②月经不调，阴挺，阴痒，崩漏，不孕，产后恶露不尽，带下等妇科病症。③遗精、阳痿、不育等男科病症。

四、关元

归属经脉：任脉。

穴名释义：关即关藏，元即元气，此穴为关藏人身元气之处，故名关元。

定位：在下腹部，前正中线上，当脐中下 3 寸。

解剖：在腹白线上，深部为小肠；有腹壁浅动、静脉分支和腹壁下动、静脉分支；布有第 12 肋间神经前皮支的内侧支。

主治：①中风脱证、虚劳冷惫、羸瘦无力等元气虚损病症。②少腹疼痛，疝气。③腹泻、痢疾、脱肛、便血等肠腑病症。④五淋、尿血、尿闭、尿频、遗尿等泌尿系病症。⑤遗精、阳痿、早泄、白浊等男科病。⑥月经不调、痛经、经闭、崩漏、带下、阴挺、恶露不尽、胞衣不下、不孕等妇科病症。

五、石门

归属经脉：任脉。

穴名释义：石即岩石，门即门户，此穴能治下腹硬块之石积病，并有绝孕之说，故名石门。

定位：在下腹部，前正中线上，当脐中下 2 寸。

解剖：在腹白线上，深部为小肠；有腹壁浅动、静脉分支，腹壁下动、静脉分支；布有第 11 肋间神经前皮支的内侧支。

主治：①腹胀、绕脐疼痛、呕吐、食谷不化、腹泻、痢疾、便秘等肠腑病症。②奔豚气、疝气。③水肿、小便不利、遗尿。④遗精、阳痿。⑤崩漏、带下、产后恶露不尽、经闭等妇科病症。

六、气海

归属经脉：任脉。

穴名释义：气即元气，海乃深大也，此穴为元气汇聚之处，故名气海。

定位：在下腹部，前正中线上，当脐中下 1.5 寸。

解剖：在腹白线上，深部为小肠；有腹壁浅动、静脉分支和腹壁下动、静脉分支；布有第 11 肋间神经前皮支的内侧支。

主治：①虚脱、形体羸瘦、脏气衰惫、乏力等气虚病症。②水谷不化、绕脐疼痛、泄泻、痢疾、便秘等肠腑病症。③小便不利、遗尿等泌尿系病症。④遗精、阳痿、疝气。⑤月经不调、痛经、经闭、崩漏、带下、阴挺、产后恶露不止、胞衣不下、不孕等妇科病症。

七、神阙

归属经脉：任脉。

穴名释义：神即神气，阙即宫门，此穴在脐中，脐为胎儿气血运行之要道，如神气出入之宫门，故名神阙。

定位：在腹部，脐中央。

解剖：在脐窝正中，深部为小肠；有腹壁下动、静脉；布有第 10 肋间神经前皮支的内侧支。

主治：①虚脱、中风脱证等元阳暴脱证。②腹痛、腹胀、泄泻、痢疾、便秘、脱肛等肠腑病症。③水肿，小便不利。

八、水分

归属经脉：任脉。

穴名释义：水即水谷，分指分别，此穴在脐上 1 寸，当小肠下口，水谷至此分清别浊，水液入膀胱，渣滓入大肠，故名水分。

定位：在上腹部，前正中线上，当脐中上 1 寸。

解剖：在腹白线上，深部为小肠；有腹壁下动脉、静脉分支，腹壁下动、静脉分支；布有第 8、9 肋间神经前皮支的内侧支。

主治：①水肿、小便不利等水液输布失常病症。②腹胀、腹痛、恶心、肠鸣泄泻、反胃吐食等胃肠病症。

九、下脘

归属经脉：任脉。

穴名释义：下即下方，脘即胃脘，此穴当胃脘之下部，故名。

定位：在上腹部，前正中线上，当脐中上 2 寸。

解剖：在腹白线上，深部为横结肠；有腹壁上、下动、静脉交界处的分支；布有第 8 肋间神经前皮支的内侧支。

主治：①腹痛、腹胀、泄泻、痢疾、呕吐、呃逆、完谷不化、小儿疳积等脾胃病症。②痞块等。

十、建里

归属经脉：任脉。

穴名释义：建为建立，里为表之对，此穴在中、下脘之间，当水谷流入于胃里所由之处，而中焦之里气亦得以建立，脏腑因之而强健，有建立中焦里气之功，故名。

定位：在上腹部，前正中线上，当脐中上 3 寸。

解剖：在腹白线上，深部为横结肠；有腹壁上、下动、静脉交界处的分支；布有第 8 肋间神经前皮支的内侧支。

主治：①胃脘疼痛、腹胀、腹痛、肠鸣、泄泻、呕吐、食欲不振等脾胃病症。②水肿。

十一、中脘

归属经脉：任脉。

穴名释义：中即中间，脘即胃脘，此穴当胃脘之中部，故名中脘。

定位：在上腹部，前正中线上，当脐中上 4 寸。

解剖：在腹白线上，深部为胃幽门部；有腹壁上动、静脉；布有第 7、8 肋间神经前皮支的内侧支。

主治：①胃脘痛、腹胀、呕吐、呃逆、纳呆、泄泻、便秘、小儿疳积等。②黄疸，鼓胀，虚劳。③咳嗽，气喘。④癫狂，脏躁等。

十二、上脘

归属经脉：任脉。

穴名释义：上即上方，脘即胃脘，此穴居中、下脘之上，当正当胃上口处，内应贲门，故名上脘。

定位：在上腹部，前正中线上，当脐中上 5 寸。

解剖：在腹白线上，深部为肝下缘及胃幽门部；有腹壁上动、静脉分支；布有第 7 肋间神经前皮支的内侧支。

主治：①胃脘痛、呃逆、呕吐、吞酸、食不化、纳呆、腹胀、腹痛等脾胃病症。②癫痫等。

十三、巨阙

归属经脉：任脉。

穴名释义：巨即巨大，阙即宫门，此穴为心之募穴，如心气出入的宫门，故名巨阙。

定位：在上腹部，前正中线上，当脐中上 6 寸，或胸剑联合下 2 寸。

解剖：在腹白线上，深部为肝脏；有腹壁上动、静脉分支；布有第 7 肋间神经前皮支的内侧支。

主治：①癫狂痫。②胸闷、气短、胸痛、心痛、心烦、惊悸。③呕吐、吞酸等。

十四、膻中

归属经脉：任脉。

穴名释义：膻中为两乳之间，此穴在其所，故名膻中。

定位：在胸部，当前正中线上，平第 4 肋间，两乳头连线的中点。

解剖：在胸骨体上；有胸廓（乳房）内动、静脉的前穿支；布有第 4 肋间神经前皮支的内侧支。

主治：①咳嗽、气喘、气短、胸痛、胸闷、心痛、噎膈、呃逆等胸中气机不畅的病症。②产后乳少、乳痈、乳癖等胸乳病症。

第三节　手太阴肺经

一、云门

归属经脉：手太阴肺经。

穴名释义：云即云雾，在此指呼吸之气，门即门户，此穴在胸廓上端，如呼吸之气出入的门户，故名。

定位：在胸前壁的外上方，肩胛骨喙突内缘，前正中线旁开 6 寸，锁骨下窝凹陷处。

解剖：有胸大肌；皮下有头静脉通过，深部有胸肩峰动脉分支；布有胸前神经的分支臂丛外侧束、锁骨上神经中后支。

主治：①咳嗽、气喘、胸痛等肺部病症。②肩背痛等。

二、少商

归属经脉：手太阴肺经。

穴名释义：此少即小也，商为金声，代表肺，此穴为肺经井穴，脉气初发，故名少商。

定位：在拇指桡侧，指甲角 0.1 寸处取穴。

解剖：有指掌侧固有动、静脉所形成的动、静脉网；布有前臂外侧皮神经和桡神经浅支混合支，及正中神经的掌侧固有神经的末梢神经网。

主治：①咽喉肿痛、鼻衄、高热等肺系实热证。②癫狂，昏迷等。

第四节　手阳明大肠经

一、合谷

归属经脉：手阳明大肠经。合谷为手阳明大肠经的原穴。

穴名释义：别名虎口。合即结合；谷即山谷，此穴在第一、二掌骨结合处，局部呈山谷样凹陷，故名合谷。

定位：在手背，第1、2掌骨间，当第二掌骨桡侧的中点处。

解剖：在第1、2掌骨之间，第1骨间背侧肌中，深层有拇收肌横头；有手背静脉网，为头静脉的起部，腧穴近侧正当桡动脉从手背穿向手掌之处；布有桡神经浅支的掌背侧神经，深部有正中神经的指掌侧固有神经。

主治：①头痛、目赤肿痛、齿痛、咽喉肿痛、鼻衄、口眼㖞斜、耳鸣耳聋等头面五官诸疾。②发热恶寒等外感病症，热病无汗或多汗。③痛经、经闭、滞产、产后恶露不尽等妇产科病症。

二、曲池

归属经脉：手阳明大肠经。

穴名释义：曲，屈曲，此穴为手阳明之合穴，脉气流注此穴，似水注入池中；又取穴时，屈曲其肘，横纹头有凹陷，形似浅池，故名。

定位：屈肘成直角，当肘横纹外端与肱骨外上髁连线的中点。

解剖：桡侧腕长伸肌起始部，肱桡肌的桡侧；有桡返动脉的分支；布有前臂背侧皮神经，内侧深层为桡神经本干。

主治：①手臂痹痛、上肢不遂、臂细无力等上肢病症。②热病。③高血压。④癫狂。⑤腹痛、吐泻等肠胃病症。⑥咽喉肿痛、齿痛、目赤肿痛等五官热性病症。⑦瘾疹、丹毒、湿疹、瘿气、瘰疬等皮肤、外科疾患等。

三、迎香

归属经脉：手阳明大肠经。迎香为手阳明大肠经和足阳明胃经的交会穴。

穴名释义：迎即迎接，香即香气，此穴善治鼻病，以恢复嗅觉，故名迎香。

定位：迎香在鼻翼外缘中点旁，当鼻唇沟中。

解剖：在上唇方肌中，深部为梨状孔的边缘；有面动、静脉及眶下动、静脉分支；布有面神经与眶下神经的吻合丛。

主治：①鼻塞不通，口眼㖞斜，鼻衄，鼻渊等局部病症。②胆道蛔虫症等。

第五节　足阳明胃经

一、丰隆

归属经脉：足阳明胃经。丰隆为足阳明胃经之络穴。

穴名释义：丰即丰富，隆即隆起，足阳明脉谷气充足，气血旺盛，至此溢入大络，故名丰隆。

定位：在小腿前外侧，当外踝尖上8寸，条口外，距胫骨前缘二横指（中指）。

解剖：在趾长伸肌外侧和腓骨短肌之间；有胫前动脉分支；当腓浅神经处。

主治：①头痛，眩晕。②癫狂痫。③咳嗽痰多等痰饮病症。④下肢痿痹。⑤呕吐，腹胀，便秘等。

二、足三里

归属经脉：足阳明胃经。

穴名释义：三里即3寸，因本穴位于下肢外膝眼下3寸处，故名足三里。

定位：在小腿前外侧，当犊鼻穴下 3 寸，距胫骨前缘 1 横指。

解剖：在胫骨前肌、趾长伸肌之间；有胫前动、静脉；为腓肠外侧皮神经及隐神经的皮支分布处，深层当腓深神经。

主治：①胃痛、呕吐、噎膈、腹胀、肠鸣、腹泻、痢疾、便秘、疳积等胃肠病症。②下肢痿痹、水肿、脚气。③眩晕、怔忡、耳聋、耳鸣。④健忘、癫狂等神志病。⑤乳痈、肠痈等外科疾患。⑥虚劳诸证，为强壮保健要穴。

三、梁门

归属经脉：足阳明胃经。

穴名释义：梁通"粱"（即粮食），门指门户，穴平脐上 4 寸，相当于饮食出入胃腑之门户，故名梁门。

定位：脐中上 4 寸，前正中线旁开 2 寸。

解剖：当腹直肌及其鞘处，深层为腹横肌；有第 7 肋间动、静脉分支及腹壁上动、静脉；当第 8 肋间神经分支处（右侧深部当肝下缘，胃幽门部）。

主治：纳少、胃痛、呕吐等胃疾。

第六节　足太阴脾经

一、隐白

归属经脉：足太阴脾经。

穴名释义：隐即隐蔽，白即白色。穴居隐蔽之处，其肉色白，故名隐白。

定位：在足大趾末节内侧，距趾甲根角旁 0.1 寸。

解剖：有趾背动脉；布有腓浅神经的足背支及足底内侧神经。

主治：①月经过多、崩漏等妇科病症。②便血、尿血等慢性出血证。③癫狂，多梦。④惊风。⑤腹满，暴泻。

二、三阴交

归属经脉：足太阴脾经。

穴名释义：三阴指足三阴，交即交会，此穴系足太阴脾经、足厥阴肝经、足少阴肾经三经之交会穴，故名三阴交。

定位：位于小腿内侧，当足内踝尖上 3 寸，胫骨内侧缘后方。

解剖：在胫骨后缘和比目鱼肌之间，深层有屈趾长肌；有大隐静脉，胫后动、静脉；有小腿内侧皮神经，深层后方有胫神经。

主治：①肠鸣腹胀、腹泻等脾胃虚弱诸证。②月经不调、带下、阴挺、不孕、滞产等妇产科病症。③遗精、阳痿、遗尿等生殖泌尿系统疾患。④心悸，失眠，高血压。⑤下肢痿痹。⑥阴虚诸证。

三、阴陵泉

归属经脉：足太阴脾经。

穴名释义：阴为阳之对，陵指山陵，泉即水泉，内为阴，穴在胫骨内侧髁下缘凹陷中，如阴侧陵下之深泉也，水出于泉，故名阴陵泉。

定位：在小腿内侧，胫骨内侧髁下缘与胫骨内侧缘之间的凹陷中。

解剖：在胫骨后缘和腓肠肌之间，比目鱼肌起点上；前方有大隐静脉，膝最上动脉，最深层有胫后动、静脉；布有小腿内侧皮神经本干，最深层有胫神经。

主治：①腹胀、腹泻、水肿、小便不利、黄疸等脾不运化水湿病症。②下肢麻痹，膝胫酸痛等。

四、血海

归属经脉：足太阴脾经。

穴名释义：别名百虫窠、血郄。血指气血，海即海洋，本穴善治各种血症，犹如聚溢血重归于海，故名血海。本穴治湿痒疮毒，故又名为"百虫窠"。

定位：屈膝，在大腿内侧，髌底内侧端上2寸，当股四头肌内侧头的隆起处。

解剖：在股骨内上髁上缘，股内侧肌中间；有股动、静脉肌支；布有股前皮神经及股神经肌支。

主治：①月经不调，痛经，经闭，崩漏等月经病。②瘾疹、湿疹、丹毒等血热性皮肤病。

五、府舍

归属经脉：足太阴脾经。府舍为足太阴脾经、足厥阴肝经、阴维脉的交会穴。

穴名释义：府指脏腑，舍指宅舍，穴位深处是脏腑，故名府舍。

定位：在下腹部，当脐中下4寸，冲门上方0.7寸，距前正中线4寸。

解剖：在腹股沟韧带上方外侧，腹外斜肌腱膜及腹内斜肌下部，深层为腹横肌下部；布有腹壁浅动脉，肋间动、静脉；布有髂腹股沟神经（右当盲肠下部，左当乙状结肠下部）。

主治：腹胀，腹痛，疝气，积聚等下腹部病症。

六、腹结

归属经脉：足太阴脾经。

穴名释义：别名腹屈、肠窟、肠屈、临窟、长窟、肠窝、肠结、阳窟。腹即腹部，结系束，临床多用于治疗腹痛积聚之疾，以其取之有行郁破结之效，故名腹结。

定位：在下腹部，大横下1.3寸，距前正中线4寸。

解剖：在腹内、外斜肌及腹横肌肌部；有第11肋间动、静脉；布有第11肋间神经。

主治：①主治腹痛，腹泻，便秘，食积。②疝气等。

七、大横

归属经脉：足太阴脾经。大横是足太阴脾经、阴维脉的交会穴。

穴名释义：大即巨大，横为竖之对，本穴内应横行结肠，至广而大，横与脐平，在脐旁之大横纹中，故名大横。

定位：在腹中部，距脐中 4 寸。

解剖：在腹外斜肌肌部及腹横肌肌部；布有第 10 肋间动、静脉；布有第 10 肋间神经。

主治：腹痛、腹胀、泄泻、便秘等脾胃病症。

八、食窦

归属经脉：足太阴脾经。

穴名释义：又名命关穴，食关穴。食即饮食，窦即孔、空，喻食气由此孔穴而入，故名食窦。

定位：在胸外侧部，当第 5 肋间隙，距前正中线 6 寸。

解剖：在第 5 肋间隙，前锯肌中，深层有肋间内、外肌；布有胸外侧动、静脉，胸腹壁动、静脉；布有第 5 肋间神经外侧皮支。

主治：①胸胁胀痛。②反胃，噫气，腹胀等胃气失降性病症。③水肿等。

第七节 手少阴心经

一、极泉

归属经脉：手少阴心经。

穴名释义：极为顶点、尽头、最高之意，泉即水泉，穴在腋下，为上臂之最高处，局部凹陷且汗出如泉，故名极泉。

定位：腋窝正中，腋动脉搏动处。

解剖：在胸大肌的外下缘，深层为喙肱肌；外侧为腋动脉；布有尺神经、正中神经、前臂内侧皮神经及臂内侧皮神经。

主治：①心痛、心悸等心疾。②肩臂疼痛、胁肋疼痛等痛证。③瘰疬。④腋臭。⑤上肢不遂。

二、神门

归属经脉：手少阴心经。

穴名释义：神指心神，门即门户，心藏神，此穴为手少阴经的输穴，为心气出入之门户，故名神门。

定位：腕横纹尺侧端，尺侧腕屈肌腱的桡侧凹陷处。

解剖：在尺侧腕屈肌腱与指浅屈肌之间，深层为指深屈肌；有尺动脉通过；布有前臂内侧皮神经，尺侧为尺神经。

主治：①心痛、心烦、惊悸、怔忡、健忘、失眠、痴呆、癫狂痫等心与神志病症。②高血压。③胸胁痛。

第八节　足太阳膀胱经

一、风门

归属经脉：足太阳膀胱经。

穴名释义：风即风邪，门即门户，此穴居风邪易侵之处，且善治风邪为病，故名。

定位：在背部，当第2胸椎棘突下，正中线旁开1.5寸。

解剖：有斜方肌，菱形肌，上后锯肌，深层为最肌；有第2肋间动、静脉后支；布有 2、3 胸神经后支的皮支，深层为第 2、3 胸神经后支的肌支。

主治：①伤风感冒、头痛发热、鼻流清涕、咳嗽气喘等外感病症。②颈项强痛，胸背疼痛等。

二、肺俞

归属经脉：足太阳膀胱经。

穴名释义：肺即肺脏，俞乃输注，本穴是肺气转输的部位，故名肺俞。

定位：在背部，当第 3 胸椎棘突下，正中线旁开 1.5 寸。

解剖：有斜方肌、菱形肌，深层为最长肌；有第 3 肋间动、静脉后支；布有第 3、4 胸神经后支的皮支，深层为第 3、4 胸神经后支的肌支。

主治：①咳嗽、气喘、胸满、胸痛、痰多、咳血、外感发热、鼻塞。②背痛，腰脊疼痛。③盗汗、骨蒸潮热等阴虚病症。

三、心俞

归属经脉：足太阳膀胱经。

穴名释义：心即心脏，俞即输注，本穴是心气转输于后背体表的部位，故名心俞。

定位：在背部，当第 5 胸椎棘突下，正中线旁开 1.5 寸。

解剖：有斜方肌，菱形肌，深层为最长肌；有第 5 肋间动、静脉后支；布有第 5、6 胸神经后支的皮支，深层为第 5、6 胸神经后支的肌支。

主治：①心痛、心悸、心烦、健忘、失眠、多梦。②癫狂，痫证。③咳嗽，盗汗，肩背痛。

四、膈俞

归属经脉：足太阳膀胱经。

穴名释义：膈指横膈，俞即输注，本穴是横膈之气转输的部位，故名膈俞。

定位：在背部，当第 7 胸椎棘突下，正中线旁开 1.5 寸。

解剖：在斜方肌下缘，有背阔肌、最长肌；布有第 7 肋间动、静脉的分支；布有第 7、8 胸神经后支的内侧皮支，深层为第 7、8 胸神经后支的肌支。

主治：①呕吐、呃逆、气喘、吐血等上逆之证。②贫血。③皮肤瘙痒，瘾疹。④潮热，盗汗。⑤血瘀诸证。

五、肝俞

归属经脉：足太阳膀胱经。

穴名释义：肝即肝脏，俞即输注，此穴内应肝脏，是肝气转输、输注之所，为治肝要穴，故名。

定位：在背部，当第 9 胸椎棘突下，正中线旁开 1.5 寸。

解剖：在背阔肌，最长肌和髂肋肌之间；有第 9 肋间动、静脉后支；布有第 9、10 胸神经后支的皮支，深层为第 9、10 胸神经后支的肌支。

主治：①脘腹胀痛、胸胁支满、黄疸结胸、吞酸吐食等肝胆病症。②目赤痒痛、胬肉攀睛、目生白翳、雀目、青盲、目视不明、迎风流泪等目疾。③癫狂痫。④脊背痛等。

六、胆俞

归属经脉：足太阳膀胱经。

穴名释义：胆即胆腑，俞即输注，本穴内应胆腑，为胆气转输、输注之处，为治胆疾要穴，有清泻肝胆、理气解郁的作用，故名。

定位：在背部，当第 10 胸椎棘突下，正中线旁开 1.5 寸。

解剖：在背阔肌，最长肌和腱肋肌之间；有第 10 肋间动、静脉后支；布有第 10、11 胸神经后支的皮支，深层为第 10、11 胸神经后支的肌支。

主治：①黄疸、呕吐胆汁、口苦舌干、胁痛、目黄等肝胆病症。②骨蒸潮热，惊悸不寐，虚劳失精，肺痨等。

七、脾俞

归属经脉：足太阳膀胱经。

穴名释义：脾即脾脏，俞即输注，本穴是脾气转输于后背的部位，故名脾俞。

定位：在背部，当第 11 胸椎棘突下，正中线旁开 1.5 寸。

解剖：在背阔肌，最长肌和髂肋肌之间；有第 11 肋间动、静脉后支；布有第 11、12 胸神经后支的皮支，深层为第 11、12 胸神经后支的肌支。

主治：①腹胀、胃痛、呕吐、纳呆、噎膈、泄泻、黄疸等肝胆脾胃病症。②腰背痛等。

八、胃俞

归属经脉：足太阳膀胱经。

穴名释义：胃即胃腑，俞即输注，本穴内应胃腑，是胃气转输、输注之处，治胃疾要穴，故名。

定位：在背部，当第 12 胸椎棘突下，正中线旁开 1.5 寸。

解剖：在腰背筋膜，最长肌和髂肋肌之间；有肋下动、静脉后支；布有第 12 胸神经和第 1 腰神经后支的皮支，深层为第 12 胸神经和第 1 腰神经后支的肌支。

主治：①胃脘痛、呕吐、腹胀、肠鸣等胃肠病症。②多食善饥，身体消瘦等。

九、三焦俞

归属经脉：足太阳膀胱经。

穴名释义：三焦为六腑之一，俞即输注，本穴是三焦之气转输、输注于后背体表的部位，升阳益气、决渎行水，内应全身之俞也，故名三焦俞。

定位：在腰部，当第 1 腰椎棘突下，正中线旁开 1.5 寸。

解剖：在腰背筋膜，最长肌和髂肋肌之间；有第 1 腰动、静脉后支；布有第 1、2 腰神经后支的皮支，深层为第 1、2 腰神经后支的肌支。

主治：①呕吐、呃逆、饮食不化、胸腹胀满、肠鸣泄利等脾胃肠腑病症。②小便不利、水肿等三焦气化不利病症。③腰背强痛，胸胁痛，胃脘痛等。

十、肾俞

归属经脉：足太阳膀胱经。

穴名释义：肾即肾脏，俞即输注，本穴是肾气转输于后背体表的部位，故名肾俞。

定位：在腰部，当第 2 腰椎棘突下，正中线旁开 1.5 寸。

解剖：在腰背筋膜，最长肌和髂肋肌之间；有第 2 腰动、静脉后支；布有第 2、3 腰神经后支的外侧支，深层为第 2、3 腰神经后支的肌支。

主治：①小便不利、遗尿、遗精、阳痿、早泄、不育等泌尿生殖系疾病。②月经不调、痛经、赤白带下、不孕等妇科疾患。③头痛眩晕、视物不明、咳喘、耳鸣耳聋、失眠、健忘、腰痛、水肿等肾虚病症。

十一、大肠俞

归属经脉：足太阳膀胱经。

穴名释义：大肠为六腑之一，本穴系大肠在背之俞穴，俞即输注，与大肠相应，是大肠之气转输、输注于后背的部位，故名大肠俞。

定位：在腰部，当第 4 腰椎棘突下，正中线旁开 1.5 寸。

解剖：在腰背筋膜，最长肌和髂肋肌之间；有第 4 腰动、静脉后支；布有第 4、5 腰神经皮支，深层为第 4、5 腰神经后支的肌支。

主治：①腰腿痛，脊强不得俯仰，腰脊疼痛。②饮食不化、反胃噎膈、腹胀肠鸣、绕脐切痛、泄泻、便秘、脱肛、便血等胃肠病症。

十二、小肠俞

归属经脉：足太阳膀胱经。

穴名释义：小肠为六腑之一。俞即输注，本穴是小肠在背之俞穴，内应小肠。是小肠之气转输、输注之处，主治小肠之疾，故名小肠俞。

定位：在骶部，第 1 骶椎棘突下，当骶正中嵴旁 1.5 寸，平第 1 骶后孔。

解剖：在骶髂肌起始部和臀大肌起始部之间；有骶外侧动、静脉后支的外侧支；布有臀中皮神经、臀下神经的属支。

主治：①遗精、遗尿、尿血、尿痛、带下、月经不调、痛经等泌尿生殖系统疾患。②腹痛肠鸣、泄泻、痢疾、便秘，便血。③疝气。④腰骶痛，腿痛等。

十三、膀胱俞

归属经脉：足太阳膀胱经。

穴名释义：膀胱为六腑之一，俞即输注，本穴是膀胱在背之俞穴，内应膀胱，是膀胱之气转输、输注之所，为治膀胱疾患要穴，故名。

定位：在骶部，第 2 骶椎棘突下，当骶正中嵴旁 1.5 寸，平第 2 骶后孔。

解剖：在骶棘肌起始部和臀大肌起始部之间；有骶外侧动、静脉后支；布有臀中皮神经、臀下神经的属支。

主治：①小便不利、遗尿等膀胱气化功能失调病症。②腰骶痛。③腹泻、便秘。

十四、上髎

归属经脉：足太阳膀胱经。

穴名释义：上，为下之对，高也。髎即骨隙，在此意指骶后孔。四对骶后孔为八髎穴所在，本穴位居第 1 骶后孔中，为骶后孔之最高者，故名上髎。

定位：在骶部，当髂后上棘与后正中线之间，第 1 骶后孔中。

解剖：在骶棘肌起始部及臀大肌起始部；当骶外侧动、静脉后支处；布有第 1 骶神经后支。

主治：①大小便不利。②月经不调、赤白带下、阴中痒痛、阴挺、不孕等妇科病症。③遗精、阳痿。④腰骶疼痛、下肢痿痹等。

十五、次髎

归属经脉：足太阳膀胱经。

穴名释义：次即第二，髎即骨隙，四对骶后孔为八髎所在，本穴在第 2 骶后孔中，居上髎穴之次，故名次髎。

定位：在骶部，当髂后上棘内下方，第 2 骶后孔中。

解剖：在臀大肌起始部；当骶外侧动、静脉后支处；为第 2 骶神经后支通过处。

主治：①月经不调、赤白带下、阴挺、痛经、不孕等妇科病症。②小便不利。③遗精，阳痿。④疝气。⑤腰脊痛、下肢痿痹等。

十六、中髎

归属经脉：足太阳膀胱经。

穴名释义：中即中间，髎即骨隙，四对骶后孔为八髎穴所在，此穴在第 3 骶后孔中，位于上髎、次髎之下，下髎之上，故名中髎。

定位：在骶部，当次髎下内方，第 3 骶后孔中。

解剖：在臀大肌起始部；当骶外侧动、静脉后支处；为第 3 骶神经后支通过处。

主治：①呕吐、腹胀、泄泻、痢疾、便秘。②小便不利。③月经不调、赤白带下、痛经、阴痒、滞产、不孕。④腰骶疼痛等。

十七、下髎

归属经脉：足太阳膀胱经。

穴名释义：下为上之对，髎即骨隙，四对骶后孔为八髎穴所在，本穴位居最下，故名下髎。

定位：下髎穴在骶部，当中髎下内方，第 4 骶后孔中。

解剖：在臀大肌起始部；有臀下动、静脉分支；当第 4 骶神经后支通过处。

主治：①腹痛、肠鸣、泄痢、大便下血、便秘。②小便不利。③月经不调、痛经、阴中痒痛、赤白带下。④腰骶痛等。

十八、膏肓

归属经脉：足太阳膀胱经。

穴名释义：膏即膏脂，肓指肓膜，指心之下、膈之上的部位，是膏脂肓膜之气转输之地，故名膏肓。

定位：位于人体的背部，当第 4 胸椎棘突下，正中线旁开 3 寸，肩胛骨内侧。

解剖：在肩胛骨脊柱缘，穴下为皮肤、皮下组织、斜方肌筋膜、斜方肌、菱形肌，深层为髂肋肌；有第 4 肋间动脉背侧支及颈横动脉降支；布有第 4、5 胸神经后支。

主治：①咳嗽、咳血、气喘、肺痨等肺之虚损证。②虚劳羸瘦、健忘、失眠、遗精、阳痿、盗汗等虚劳诸疾。④项强，肩背痛。

第九节　足少阴肾经

一、涌泉

归属经脉：足少阴肾经。

穴名释义：涌即涌出，泉即水泉，水上出为涌泉，本穴位于足心，经气自下而出，故名涌泉。

定位：在足底部，卷足时足前部凹陷处，约当足底第 2、3 趾趾缝纹头端与足跟连线的前 1/3 与后 2/3 交点上。

解剖：有趾短屈肌腱，趾长屈肌腱，第 2 蚓状肌，深层为骨间肌；有来自胫前动脉的足底弓；布有足底内侧神经分支。

主治：①昏厥、中暑、小儿惊风、癫狂痫等急症及神志病症。②头痛、头晕、目眩、失眠。③咯血、咽喉肿痛、喉痹等病症。④大便难，小便不利。⑤奔豚气。⑥足心热，脚麻等。

二、然谷

归属经脉：足少阴肾经。

穴名释义：此穴在舟骨之下，舟骨古称然骨，以骨名其穴，故名然谷。足少阴肾经的荥穴。

定位：在足内侧缘，足舟骨粗隆下方，赤白肉际。

解剖：有足大趾外展肌，有跖内侧动脉及跗内侧动脉分支；布有小腿内侧皮神经末支及足底内侧神经。

主治：①月经不调、阴挺、阴痒、白浊、不孕等妇科病症。②遗精、阳痿、小便不利等泌尿生殖系疾患。③咯血、胸满、咽喉肿痛。④消渴。⑤腹泻。⑥小儿脐风、口噤。

三、太溪

归属经脉：足少阴肾经。

穴名释义：太者大也，溪即沟溪，足少阴经脉气出于涌泉，至此聚留而成大溪，为肾之原气大会处，故名太溪。

定位：内踝高点与跟腱后缘连线中点凹陷处。

解剖：有胫后动、静脉；布有小腿内侧皮神经，当胫神经经过处。

主治：①头痛、目眩、失眠、健忘、遗精、阳痿等肾虚证。②咽喉肿痛、齿痛、耳鸣、耳聋等阴虚性五官病症。③咳嗽、气喘、咯血、胸痛等。④消渴、小便频数、便秘。⑤月经不调。⑥腰脊痛，下肢厥冷。

四、照海

归属经脉：足少阴肾经。照海为八脉交会穴之一，通阴跷脉。

穴名释义：照即光照，海即海洋，此穴属肾经，气感如海，居于然骨弯，故得到燃烧之光照，意为肾中真阳，可光照周身，故名照海。

定位：在足内侧，内踝尖下 1 寸，内踝下缘边际凹陷中。

解剖：在足大趾外展肌止点；后方有胫后动、静脉；布有小腿内侧皮神经，深部为胫神经本干。

主治：①失眠、癫痫等精神、神志疾患。②咽喉干痛、视物模糊、目赤肿痛等五官热性疾患。③月经不调、痛经、赤白带下、阴挺、阴痒等妇科病症。④小便频数、癃闭。

第十节　手厥阴心包经

一、间使

归属经脉：手厥阴心包经。

穴名释义：间即间隙，使即臣使，心包为"臣使之官"，此穴位于掌长肌腱与桡侧腕屈肌腱之间，为手厥阴脉行经间隙之处，故名间使。

定位：位于前臂前区，腕掌侧远端横纹上 3 寸，掌长肌腱与桡侧腕屈肌腱之间。仰掌取穴。

解剖：在桡侧腕屈肌腱与掌长肌腱之间，有指浅屈肌，深部为指深屈肌；有前臂正中动、静脉，深层为前臂掌侧骨间动、静脉；布有前臂内侧皮神经，前臂外侧皮神经，其下为正中神经掌皮支，最深层为前臂掌侧骨间神经。

主治：①心痛、心悸等心疾。②胃脘痛。

二、内关

归属经脉：手厥阴心包经。

穴名释义：内，内脏；关，关隘。穴在前臂内侧要处，犹如关隘，故名。

定位：当前臂掌侧，当曲泽与大陵的连线上，腕横纹上2寸，掌长肌腱与桡侧腕屈肌腱之间。

解剖：在掌长肌腱与桡侧腕屈肌腱之间，有指浅屈肌，深部为指深屈肌；有前臂正中动、静脉，深部为前臂掌侧骨间动、静脉；布有前臂内侧皮神经，其下为正中神经，深层有前臂掌侧骨间神经。

主治：①心痛、心悸、胸闷、胸痛等。②胃痛、呕吐、呃逆等病症。③上肢不遂，肘臂挛痛。④失眠、郁证、癫狂痫等神志病症。⑤眩晕症。

三、大陵

归属经脉：手厥阴心包经。

穴名释义：大为小之对，陵即丘陵，掌根高突如同大陵，此穴在其腕侧陷中，故名大陵。

定位：在腕掌横纹的中点处，当掌长肌腱与桡侧腕屈肌腱之间。

解剖：在掌长肌腱与桡侧腕屈肌腱之间，有拇长屈肌和指深屈肌腱；有腕掌侧动、静脉网；布有前臂内侧皮神经，正中神经掌皮支，深层为正中神经本干。

主治：①心痛、心悸、心烦、气短、胸胁满痛。②胃痛、呕吐、呃逆、口臭等胃腑病症。③喜笑悲恐、癫狂痫等神志疾患。④手腕麻痛，掌中热等。

四、劳宫

归属经脉：手厥阴心包经。

穴名释义：劳即劳动，宫即中央，手司劳动，此穴在手的掌部中央，故名劳宫。

定位：在手掌心，当第2、3掌骨之间偏于第3掌骨，握拳屈指时中指尖处。

解剖：在第2、3掌骨间，下为掌腱膜，第2蚓状肌及指浅、深屈肌腱，深层为拇指内收肌横头的起点，有骨间肌；有指掌侧总动脉；布有正中神经的第2指掌侧总神经。

主治：①中风昏迷，癫狂，痫症。②鹅掌风，中暑心痛，口舌生疮，口臭。③手指麻木等。③热病、疟疾。④癫狂痫等。

第十一节　手少阳三焦经

支沟

归属经脉：手少阳三焦经。

穴名释义：支，分支，沟，沟渠也。穴在上肢前臂尺、桡骨之间，脉气行于两骨如水行如渠。该穴名意指三焦经气血在此吸热扩散。

定位：在前臂背侧，当阳池与肘尖的连线上，腕背横纹上3寸，尺骨与桡骨之间。

解剖：在桡骨与尺骨之间，指总伸肌与拇长伸肌之间；深层有前臂骨间背侧动脉和掌侧动、静脉；布有前臂背侧皮神经，深层有前臂骨间背侧及掌侧神经。

主治：①暴喑、咽肿、耳聋耳鸣、目赤耳痛。②习惯性便秘、呕吐、泄泻。③经闭、产后乳汁分泌不足。④胁肋疼痛。⑤瘰疬。⑥热病等。

第十二节　足少阳胆经

一、风池

　　归属经脉：足少阳胆经。

　　穴名释义：风即风邪，池即池塘，此穴在枕骨下，局部凹陷如池，常为风邪侵入处，穴在脑后，与风府相平，也是祛风之要穴，故名风池。

　　定位：在项部，当枕骨之下，与风府相平，胸锁乳突肌与斜方肌上端之间的凹陷处。

　　解剖：在胸锁乳突肌与斜方肌上端附着部之间的凹陷中，深层为头夹肌；有枕动、静脉分支；布有枕小神经分支。

　　主治：①中风、癫狂痫、眩晕等内风所致的病症。②感冒、鼻塞、鼻渊、衄衄、目赤肿痛、口眼㖞斜等外风所致的病症。③头病、耳鸣、耳聋。④颈项强痛等。

二、肩井

　　归属经脉：足少阳胆经。

　　穴名释义：肩，颈项之下。凹陷深处曰井。此穴在肩部，当缺盆直上之凹陷处，以其穴居肩上之凹陷，喻经气深聚之所，故名。

　　定位：在肩上，前直乳中，当大椎与肩峰端连线的中点。

　　解剖：有斜方肌，深层为肩胛提肌与冈上肌；有颈横动、静脉分支；布有腋神经分支，深层上方为桡神经。

　　主治：①颈项强痛、肩背疼痛、上肢不遂。②难产、胞衣不下、乳痈、乳汁不下、乳少、乳癖等妇产科及乳房疾患。③瘰疬等。

三、京门

归属经脉：足少阳胆经。京门为肾之募穴。

穴名释义：京同"原"，门即门户，此穴为肾募，肾主一身之气，此为原气募集之处，故名京门。

定位：在侧腰部，章门后 1.8 寸，当第十二肋骨游离端的下方。

解剖：有腹内、外斜肌及腹横肌；有第 11 肋间动、静脉；布有第 11 肋间神经。

主治：①小便不利、水肿等水液代谢失调的病症。②腹胀、腹痛、肠鸣、呕吐、腹泻等胃肠病症。③腰脊痛、肩胛内廉痛、胁肋痛等。

四、悬钟

归属经脉：足少阳胆经。

穴名释义：又称为绝骨穴。悬即悬挂，钟即钟铃，此穴当外踝上，正是古时小儿悬挂脚铃部位，故名悬钟。

定位：在小腿外侧，当外踝尖上 3 寸，腓骨前缘。

解剖：在腓骨短肌与趾长伸肌分歧处；有胫前动、静脉分支；布有腓浅神经。

主治：①痴呆、中风等髓海不足疾患。②颈项强痛、胸胁满痛、筋骨挛痛、跟骨痛，下肢痿痹等。

第十三节　足厥阴肝经

一、大敦

归属经脉：足厥阴肝经。

穴名释义：大为小之对，敦即敦厚，此穴在大趾外侧，局部肌肉敦厚，故名大敦。

定位：足大趾外侧趾甲根角旁约 0.1 寸。

解剖：有趾背动、静脉；布有腓深神经的趾背神经。

主治：①疝气，少腹痛。②遗尿、癃闭、五淋、尿血等病症。③月经不调、崩漏、阴缩、阴中痛、阴挺等病症。④癫痫、善寐等。

二、行间

归属经脉：足厥阴肝经。

穴名释义：行即行走，间即中间，此穴在第一、二趾缝端，经气行走其间，故名。

定位：在足背，当第 1、2 趾间的趾蹼缘上方纹头处。

解剖：有足背静脉网；第 1 趾背动、静脉；正当腓深神经的跖背神经分为趾背神经的分歧处。

主治：①中风、癫痫、头痛、目眩、目赤肿痛、青盲、口歪等肝经风热病症。②月经不调、痛经、闭经、崩漏、带下等妇科经带病症。③阴中痛、疝气。④遗尿、癃闭、五淋等泌尿系病症。⑤胸胁满痛。

三、太冲

归属经脉：足厥阴肝经。

穴名释义：太，大也；冲，冲射之状也。该穴名意指肝经的水湿风气在此向上冲行。本穴物质为行间穴传来的水湿风气，至本穴后因受热而胀散为急风冲散穴外，故名。

定位：位于足背侧，第 1、2 跖骨结合部之前凹陷处。

解剖：在拇长伸肌腱外缘；有足背静脉网、第 1 跖背动脉；布有腓深神经的跖背侧神经，深层为胫神经的足底内侧神经。

主治：①中风、癫狂痫、小儿惊风；头痛、眩晕、耳鸣、目赤肿痛、口歪、咽痛等肝经风热病症。②月经不调、痛经、经闭、崩漏、带下等妇科经带病症。③黄疸、胁痛、腹胀、呕逆等肝胃病症。④癃闭、遗尿。⑤下肢痿痹、足跗肿痛等。

四、中封

归属经脉：足厥阴肝经。

穴名释义：中即中间，封即封藏，此穴在内踝前两筋中间的凹陷中，经气封藏其中，故名中封。

定位：内踝前 1 寸，胫骨前肌腱内缘凹陷中。

解剖：在胫骨前肌腱的内侧；有足背静脉网、内踝前动脉；布有足背内侧皮神经的分支及隐神经。

主治：①疝气。②遗精。③小便不利。④腰痛、少腹痛、内踝肿痛等痛证。

五、章门

归属经脉：归属足厥阴肝经。八会穴之脏会。

穴名释义：章同"障"字，门即门户，此穴在季胁下，如同屏障内脏之门户，故名。

定位：在侧腹部，当第 11 肋游离端的下方。

解剖：有腹内、外斜肌及腹横肌；有第 10 肋间动脉末支；布有第 10、11 肋间神经；右侧当肝脏下缘，左侧当脾脏下缘。

主治：①腹痛、腹胀、肠鸣、腹泻、便秘、呕吐等胃肠病症。②胁痛、惊风、黄疸、痞块等肝脾病症。

六、期门

归属经脉：足厥阴肝经。

穴名释义：期即周期，门即门户，穴在胁肋部，经气运行至此为一周期，当气血归入之门户，故称期门。

定位：在胸部，当乳头直下，第6肋间隙，前正中线旁开4寸。

解剖：在腹内外斜肌腱膜中，有肋间肌；有肋间动、静脉；布有第6、7肋间神经。

主治：①胸胁胀痛、呕吐、吞酸、呃逆、口苦、腹胀、腹泻等肝胃病症。②奔豚气。③郁证、疟疾。④乳痈等。

第十四节 经外奇穴

一、四神聪

穴名释义：神，神志；聪，聪明。本穴能治神志失调、耳目不聪等病症，一穴有四处，故名四神聪。

定位：在头顶部，当百会前后左右各1寸，共4穴。

解剖：在帽状腱膜中；有枕动脉、颞浅动脉、额动脉的吻合网分布；有枕大神经、滑车上神经、耳颞神经分布。

主治：①头痛、眩晕、失眠、健忘、癫痫等神志病症。②目疾。

二、虚里

穴名释义：《素问·平人气象论》："胃之大络，名曰虚里。"位于左乳下心尖搏动之处，是宗气的表现，宗气以胃气为本，故称作胃之大络。本穴是宗气汇聚之处，为十二经脉气所宗。故名虚里。

定位：位于左乳下心尖搏动之处，左乳下3寸。

主治：①乏力，心悸、胸闷、胸痛等。②心包积液。

三、印堂

穴名释义：别名曲眉。"印"，原意指图章；"堂"，庭堂之意。古代星象家将前额部两酒头之间称为印堂。其穴位于此处，故称印堂。

定位：位于头部，两眉毛内侧端中间的凹陷中，正坐仰靠或仰卧取穴。

解剖：在降眉间肌中，浅层有滑车上神经分布，深层有面神经颞支和内眦动脉分布。

主治：①痴呆、痫证、失眠、健忘等神志病症。②头痛，眩晕。③鼻衄、鼻渊。④小儿急慢惊风、产后血晕、子痫等。

第十五节 阿是穴

穴名释义：阿是穴，穴位分类名，又名不定穴、天应穴、压痛点。

定位：这类穴位一般都随病而定，多位于病变的附近，也可在与其距离较远的部位，没有固定的位置。它的取穴方法以病痛局部或压痛点等阳性反应点作为穴位，即"以痛为腧"。

功效：疏通经络、运行气血。